Aimable

Suivi des Enfants Nés Mères Séropositives

Aimable Mbituyumuremyi

Suivi des Enfants Nés Mères Séropositives

Cas de l'Hôpital de District de Murunda

Presses Académiques Francophones

Impressum / Mentions légales
Bibliografische Information der Deutschen Nationalbibliothek: Die Deutsche Nationalbibliothek verzeichnet diese Publikation in der Deutschen Nationalbibliografie; detaillierte bibliografische Daten sind im Internet über http://dnb.d-nb.de abrufbar.
Alle in diesem Buch genannten Marken und Produktnamen unterliegen warenzeichen-, marken- oder patentrechtlichem Schutz bzw. sind Warenzeichen oder eingetragene Warenzeichen der jeweiligen Inhaber. Die Wiedergabe von Marken, Produktnamen, Gebrauchsnamen, Handelsnamen, Warenbezeichnungen u.s.w. in diesem Werk berechtigt auch ohne besondere Kennzeichnung nicht zu der Annahme, dass solche Namen im Sinne der Warenzeichen- und Markenschutzgesetzgebung als frei zu betrachten wären und daher von jedermann benutzt werden dürften.

Information bibliographique publiée par la Deutsche Nationalbibliothek: La Deutsche Nationalbibliothek inscrit cette publication à la Deutsche Nationalbibliografie; des données bibliographiques détaillées sont disponibles sur internet à l'adresse http://dnb.d-nb.de.
Toutes marques et noms de produits mentionnés dans ce livre demeurent sous la protection des marques, des marques déposées et des brevets, et sont des marques ou des marques déposées de leurs détenteurs respectifs. L'utilisation des marques, noms de produits, noms communs, noms commerciaux, descriptions de produits, etc, même sans qu'ils soient mentionnés de façon particulière dans ce livre ne signifie en aucune façon que ces noms peuvent être utilisés sans restriction à l'égard de la législation pour la protection des marques et des marques déposées et pourraient donc être utilisés par quiconque.

Coverbild / Photo de couverture: www.ingimage.com

Verlag / Editeur:
Presses Académiques Francophones
ist ein Imprint der / est une marque déposée de
AV Akademikerverlag GmbH & Co. KG
Heinrich-Böcking-Str. 6-8, 66121 Saarbrücken, Deutschland / Allemagne
Email: info@presses-academiques.com

Herstellung: siehe letzte Seite /
Impression: voir la dernière page
ISBN: 978-3-8381-7256-9

EVALUATION DU SUIVI DES ENFANTS NES DES MERES SEROPOSITIVES DANS LES HOPITAUX DE DISTRICT: CAS DE MURUNDA

A propos de cet ouvrage

Cet ouvrage est le fruit d'un travail de fin d'Etudes Universitaires. Il a été réalisé par Aimable MBITUYUMUREMYI sous Supervision du Dr. CWIINYA-AY Nenilling (Pédiatre) en vue de l'obtention du grade de Docteur en Médecine Générale.

Il a été présenté en public et devant les membres du jury de la faculté de Médecine de l'université nationale du Rwanda en 2006.

Celle-ci est l'édition 2012 dont le contenu reste le même que celui de la première. Seule la couverture et la mise en page font la différence.

PS : Toute reproduction intégrale est interdite

Dr Aimable MBITUYUMUREMYI
Kigali-Rwanda

Contacts :

E-mail : mbitaim2001@yahoo.fr

Téléphone : + 250788486256

Table des matières

Chapitre Premier : Introduction

1.1. Introduction Générale

Depuis près de deux décennies, l'infection par le VIH a complètement bouleversé la vie de notre planète sous différents domaines (la santé reproductive, la socio -économie, les sciences médicales,…) et reste un défi pour les agents de la santé. Et cette épidémie connaît une progression inquiétante malgré la multiplicité et la diversité des moyens de prévention (1,2)

Ainsi, la prise en charge des personnes vivant avec le VIH constitue de nos jours un problème délicat et nécessite un suivi régulier et systématique pour rendre leur santé proche de la normale (3,4).

Ceci reste un souhait sinon un principe pour toute catégorie de la population affectée quelles que soient les conditions.

Les femmes enceintes et leurs enfants constituent un groupe particulier d'autant plus qu'ils forment un couple biologiquement uni. (1, 5)

Dans ce contexte, le suivi global précoce et régulier de ce couple mère séropositive- enfant essaye de réduire, dans la mesure du possible, le taux de la transmission verticale du VIH. (1, 6, 7,9)

La faisabilité de ce suivi surtout dans nos pays aux ressources limitées, y compris le Rwanda, est loin d'être une chose facile à entreprendre (9, 10,11) et son évaluation fera l'objet de notre étude.

1.2. Définition des Concepts Généraux
1.2.1. Séropositivité au VIH

On définit la séropositivité au VIH comme étant la présence des anticorps dirigés contre le VIH dans le sérum de l'individu. (1, 11, 12,13)

Concernant le diagnostic de l'infection à VIH chez un enfant né d'une mère séropositive, comme les anticorps maternels franchissent le placenta pendant la grossesse, les tests visant à dépister ces anticorps réalisés chez l'enfant sont positifs (**séropositivité**) de la naissance jusqu'au quinzième mois environ **(1,6,14)**; et ce n'est donc qu'après cet âge que l'on peut ou non confirmer la contamination du nourrisson si l'on se base sur ce seul test car il est impossible de savoir si les anticorps détectés sont ceux de la mère ou ceux de l'enfant **(6,7,9,11,12)**.

De ce fait, le diagnostic biologique avant cet âge doit toujours être fait par des méthodes directes consistant à détecter les antigènes dans le sang : antigène P24 et PCR **(6,13)**.

En effet, il est connu que ces méthodes directes permettent de faire un diagnostic plus précoce aux environs de 3mois à distance de la fin du traitement préventif chez l'enfant ou en dehors de l'allaitement maternel en considérant deux prélèvements à résultats négatifs successifs **(4, 5, 6,13)**.

1.2.2. Prévention

En matière de transmission du VIH de la mère à l'enfant, nous définirons la **prévention primaire** qui est l'ensemble des moyens visant à empêcher que la femme ne devienne séropositive alors que la **prévention secondaire** intervient dès qu'une femme en âge de procréer devient séropositive et consistera à :

– Prévenir les grossesses non désirées (lors du planning familial)
– Prévenir la transmission in utero
– Prévention en per partum
– Prévention en post partum. (6,15)

Les moyens préconisés pour cette prévention seront relatés au chapitre consacré aux généralités.

1.2.3. Prophylaxie

La prophylaxie telle qu'elle est conçue en matière de VIH chez l'enfant né d'une mère séropositive est **« l'ensemble des mesures médicales mises en œuvre pour empêcher l'apparition, l'aggravation ou l'extension de la maladie » (5, 16,17)** Elle sera dite **primaire** si elle faite avant l'apparition des signes de la maladie tandis que la **prophylaxie secondaire** concerne les mesures adoptées après l'installation de la maladie pour éviter la récidive **(Idem).**

Les maladies couramment concernées par la prophylaxie chez les enfants nés des mères séropositives seront revues dans le chapitre des généralités qui parlera d'ailleurs du protocole national sur les ces maladies dites **« opportunistes ».**

1.2.4. Maladies Opportunistes

Sont regroupées sous cette appellation, toutes les infections dues à des microbes, à des parasites, à des champignons ou à des virus et qui, un jour ont pénétré dans notre organisme ,en général quand on était jeune, et qui ont été contenus sous une vie endormie parce que nous avions une bonne santé une bonne immunité qui a permis de les limiter mais sans toutefois les éliminer jusqu'au jour où l'immunité se trouve affaiblie d'une façon ou d'une autre ce qui fait que le microorganisme **« se réveille »,** se développe et la maladie opportuniste apparaît **(16,17).**

1.2.5. Allaitement Maternel Exclusif (AME)

Par définition, un enfant nourri au lait maternel exclusif reçoit seulement le lait de sa mère ou d'une nourrice ou encore du lait tire de sa mère et jamais de l'eau ou autres liquides ou solides avec la seule exception des gouttes ou sirops consistant en vitamines, suppléments en minéraux ou médicaments (18,19) .

1.3. Problématique

1.3.1. Introduction

Les enfants sont souvent victimes de l'infection au VIH-SIDA.

En effet, l'infection au VIH, un véritable problème de santé publique, concerne plus de trois millions d'enfants dont plus de 90% sont infectés à travers la transmission de la mère à l'enfant (TME) **(2, 6, 9, 20,21).**

La gravité de l'infection au VIH chez les parents en général et chez la femme en particulier est catastrophique quand on pense aux implications en matière de santé de la reproduction et à l'état de santé des générations futures **(6, 9, 21, 22,23).**

Chaque jour, disent les estimations de l'UNICEF- ONUSIDA et de l'OMS, 1600 nouveau-nés infectés par le VIH viennent au monde, chaque année plus de 700000 enfants deviennent séropositifs par transmission mère-enfant (9,21) et il est connu que cette infection au VIH transmise de la mère à l'enfant intervient in utero (20-25%), dans la période péri-partum (60-75%) et pendant l'allaitement (5-15%) **(6, 23,24).**

En absence de toute prévention, ces taux de transmission varient de 15% à 25% dans les pays industrialisés et de 25 à 45% dans les pays en développement **(1, 6, 9,13).**

Cette variation du taux de transmission pourrait s'expliquer, entre autres, par le fait que l'essentiel des femmes dans les pays pauvres allaitent leurs enfants au sein sans couverture des antirétroviraux. **(7, 9, 25, 26,27).**

Comme cité par P. GAILLARD, E. PIWOZ AND T. M. M. FARLEY, l'UNAIDS estime qu'avant la fin de l'an 2000 au moins 1.3 million d'enfants vivaient avec le VIH/SIDA et que 4.3 millions étaient déjà morts de cette maladie. [19].

Au Rwanda, la prévalence de l'infection par le VIH chez les femmes enceintes varie de 3 à 10% en milieu rural et peut aller jusqu'à 25% en milieu urbain **(6,9)**.

Ainsi, chaque année au Rwanda, 40.000 à 50.000 enfants naissent des mères séropositives et 10.000 à 15.000 de ces enfants deviendront eux-mêmes infectés en l'absence des moyens de prévention. **(9)**

1.3.2. Justification du Problème

Il a été constaté une variation des protocoles PTME suivis non seulement ailleurs dans le monde mais aussi au Rwanda pour tenter de réduire la Transmission du VIH de la Mère à l'Enfant TME (4, 6, 7, 9,25).

Si la plupart des pays, y compris le Rwanda, offrent à présent des services de conseils et de dépistage du VIH volontaires et confidentiels dans le cadre des consultations prénatales reliées aux programmes PTME, l'utilisation effective de tels services reste pourtant faible **(4,13,28,29)**. Le défi à présent consiste à améliorer ces services et à étendre la couverture **(4,6, 7,30)**.

L'hôpital de Murunda compte 15 centres de santé mais seuls 4 ont les services de PMTCT et d'ARVs déjà opérationnels.

Depuis le début du programme de PMTCT au Rwanda, aucune étude sur l'évaluation du suivi des enfants nés des mères séropositives dans les hôpitaux de district n'a été faite.

1.3.3. Historique

De nombreuses publications ont clairement démontré que la transmission du VIH de la mère à l'enfant est évitable et que les femmes enceintes qui sont séropositives peuvent diviser par deux les risques de contaminer leurs bébés si elles suivent un traitement à base de médicaments antirétroviraux (8, 20,29).

5

Selon les études faites, l'utilisation des régimes antirétroviraux (ARV) et le bon suivi du programme de PMTCT ont fortement diminué les taux de cette transmission mère-enfant aussi bien dans les pays industrialisés que dans les pays sous- développés **(4, 6, 9, 29,30).**

En effet, au moyen de certains régimes de prophylaxie aux ARV administrés à la mère pendant la grossesse, le taux de cette transmission a été réduit de 26 à 8% en 1994 dans les pays développés. Ce taux étant à l'heure actuelle de l'ordre de 1% avec l'adjonction de la césarienne programmée **(9, 21,31).**

Au Rwanda, le programme de suivi des femmes enceintes et de leurs bébés sous le nom de Prévention de la Transmission Mère Enfant (PTME) est opérationnel depuis quelques trois années avec le protocole de Névirapine à la mère et à l'enfant mais depuis Août 2005,un nouveau protocole a été mis sur pied en vue de réduire le plus possible ce taux de TME et d'améliorer la qualité du suivi de ce couple mère séropositive-enfant **(6,9,15)**

1.3.4. La Gravité du Problème

Dans le monde, au cours de l'année 2002 :
- 720 000 bébés ont été infectés par le virus pendant la grossesse, pendant l'accouchement ou l'allaitement maternel
- environ 1 % des femmes enceintes étaient séropositives dont 95 % d'entre elles vivent dans des pays en développement, ainsi que 90 % des enfants séropositifs.
En 2003, font savoir les mêmes sources, la situation était toujours catastrophique : près de 2000 enfants étaient contaminés tous les jours, dont 95 % dans les PVD **(9,21).**

Les chiffres de l'ONUSIDA du 31 décembre 2004 montrent que 2.2 millions d'enfants de moins de 15 ans dans le monde sont infectés par le VIH et que sur les 5 millions de nouveaux cas d'infection au VIH relevés en 2004,12% étaient des enfants. **(6, 9, 21, 31,32)**

Au Rwanda, la prévalence de l'infection par le VIH chez les femmes enceintes varie de 3 à 10% en milieu rural et peut aller jusqu'à 25% en milieu urbain **(6,9)** et ainsi chaque année 40.000 à 50.000 enfants naissent des mères séropositives et 10.000 à 15.000 de ces enfants deviendront eux-mêmes infectés en l'absence des moyens de prévention et la moitié de ces enfants mourront avant l'âge de 18 mois s'ils ne sont pas bien suivis **(9,18).**

Cette propagation sans cesse croissante du VIH continue à inquiéter non seulement notre population en général mais aussi les décideurs politiques sans laisser les prestataires des soins de santé.

Par ailleurs, même si le coût de la prévention de la TME n'est plus un facteur limitant même dans les pays en développement, pas plus de 3% des femmes dans certains pays y ont malheureusement accès **(1,2).**

En effet, malgré l'introduction des programmes bien conçus et hautement financés de prise en charge des mères séropositives et de leurs enfants pendant les consultations prénatales et après l'accouchement, l'utilisation effective et standardisée dans les formations sanitaires rwandaises, d'ailleurs dans la plupart des pays africains, reste faible **(2,4,13).**

A l'heure actuelle, l'amélioration de la qualité et l'extension de ces services sur tout le territoire national reste un défi non seulement pour l'état mais aussi pour les prestataires des soins de santé **(4, 7,12).**

1.4. Intérêt du Sujet

1.4.1. Intérêt Personnel

Frappé par l'extension rapide du programme de prise en charge globale des personnes vivant avec le VIH ,y compris les enfants , sur tout le territoire de notre pays ; il nous a été d'un grand intérêt d'avoir une idée sur le suivi des enfants de 0-18 mois, nés des mères séropositives dans les milieux ruraux.

1.4.2. Intérêt scientifique

Cette étude revêt un intérêt capital dans notre pays où le nombre des personnes vivant avec le VIH augmente à pas de géant et où les moyens de diagnostic positif précoce de l'infection au VIH chez l'enfant par le PCR restent très limités(6) , le suivi global s'avérant le seul moyen de limiter sinon de réduire la contamination de l'enfant né d'une mère séropositive.

Le programme de PMTCT, équipé cette fois –ci d'un nouveau protocole, étant en plein essor dans tous les hôpitaux ruraux et centres de santé à moyens limités tant en personnel qualifié qu'en équipement et dont la population desservie a un niveau de compréhension en matière du VIH/SIDA très bas, notre étude visait de mettre en évidence la qualité du suivi des enfants moins de 18 mois nés des mères séropositives dans l'hôpital de district de MURUNDA.

1.5. Hypothèse

Les enfants ayant l'âge ≤ 18mois, nés mères séropositives ne sont pas bien suivis au sein de l'hôpital de district de MURUNDA.

1.6. Objectifs du Travail

1.6.1. Objectif Principal

Evaluer la qualité du suivi des enfants en dessous de 18mois, nés des mères séropositives au niveau l'hôpital de district de MURUNDA.

1.6.2. Objectifs Spécifiques

✓ Mettre en évidence le régime antirétroviral suivi en PMTCT dans l'hôpital de MURUNDA,

✓ Evaluer le type d'allaitement chez les enfants nés des mères séropositives dans l'hôpital de MURUNDA,

✓ Evaluer la démarche diagnostique de l'infection VIH chez les enfants nés des mères séropositives dans l'hôpital de district de MURUNDA selon le nouveau protocole national,

✓ Evaluer la qualité et le taux de la prophylaxie au Bactrim faite aux enfants nés des mères séropositives dans l'hôpital de MURUNDA,

✓ Evaluer le suivi clinique et biologique des enfants nés des mères séropositives au sein de l'hôpital de MURUNDA.

Chapitre Deuxième : Généralités

2.1. Principes du suivi des enfants nés mères séropositives

2.1.1. Dans le monde

Toute grossesse en général et celle d'une mère séropositive en particulier devrait être suivie au niveau d'une formation sanitaire jusqu'à la naissance et l'enfant issu de cette grossesse doit être suivi régulièrement par un agent qualifié dans ce domaine (15,22).

Il est bien connu que le VIH se transmet pendant la grossesse et en per partum à un taux respectivement de 20-25% et 60-75% et que si les précautions étaient prises à temps ce taux pouvait être réduit à tiers (9).

Les mesures appropriées concernant la femme et son bébé à naître doivent être adaptées à chaque étape selon les cas.

Le suivi de l'enfant né d'une mère séropositive doit viser essentiellement une meilleure prise en charge médicale, biologique et nutritionnelle afin de diagnostiquer l'infection et d'agir à temps.

Ce suivi régulier doit être rapproché et se réaliser si possible dans un centre de PMTCT. (6,9)

Il est important de signaler que le meilleur suivi de ces enfants devrait en principe commencer pendant la grossesse pour essayer d'empêcher la transmission materno-fœtale du VIH in utero. Il est connu que celle-ci représente 20-25% de tout le risque de TME **(6, 7,9)** et que la surveillance des grossesses par une FOSA peut fortement contribuer à la diminution du taux de cette transmission. **(7,14)**

Il a été prouvé que le traitement antirétroviral (décidé lors de ce suivi) permettant de garder en bonne santé les mères infectées par le VIH est probablement l'une des manières les plus importantes de prévenir la transmission du VIH. **(8, 9,16)**

Comme c'est le cas des PVVIH en général, cette prise en charge du couple mère séropositive–enfant doit être globale et consister en un travail d'équipe des professionnels en nombre suffisant et bien formé **(3, 6,21)** et nécessite une mise en place des structures sanitaires bien équipées pour satisfaire les besoins qui s'imposent.

Ainsi, le programme bien conçu de PMTCT doit avoir une place importante dans ce suivi

2.1.2. Au Rwanda

Comme le veut le protocole national, l'enfant né d'une mère séropositive doit être bien suivi et recevoir les services de vaccination comme tous les autres enfants. Au niveau des consultations des nourrissons, ce sera l'occasion de renforcer les conseils sur son alimentation et pour une prise en charge médicale éventuelle **(6,13).**

Débutée dès la grossesse, la prise en charge de l'enfant né d'une mère séropositive devrait se faire dans un programme bien conçu où son suivi clinique et biologique rapproché sera mis en place afin de diagnostiquer et traiter à temps ceux qui nécessiteraient les ARV ou autres prise en charge appropriée même avant 18 mois qui est l'âge du diagnostic définitif et abordable dans nos conditions (4,11) .

2.2.   Protocole du suivi des enfants nés mères séropositives

2.2.1. Dans le monde

Pour tenter de réduire le risque de transmission du VIH de la mère à l'enfant, différents protocoles thérapeutiques ont été testés et appliqués car cette prise en charge, telle que nous la connaissons l'envisageons, est évidemment impraticable dans l'immense majorité des pays (6, 9,22).

Le premier protocole appelé ACTG076 adopté en 1994 utilisait ,depuis la 14ème semaine de grossesse l'AZT per os 5 fois par jour (contre un placebo chez les femmes qui n'allaitaient pas) puis en perfusion pendant l'accouchement jusqu'au clampage du cordon ombilical, puis per os pendant six semaines après l'accouchement alors que l'enfant recevait également de l'AZT semaines à la dose de 2mg/kg toutes les 6 heures pendant semaines.(6,9) Ce protocole a été couronné de succès car il a clairement démontré que la transmission du VIH de la mère et de l'enfant est évitable. En effet, au moyen de ce régime, le taux de transmission du VIH de la mère à l'enfant a été réduit de 26 à 8% en 1994 dans les pays développés. Ce taux est à l'heure actuelle de l'ordre de 1% avec l'adjonction de la césarienne programmée (9).

A l'heure actuelle, on hésite à donner une monothérapie de Rétrovir à une femme pendant plusieurs mois, en raison du risque d'apparition de résistances virales compromettant un traitement ultérieur. On traite donc la femme avec une trithérapie, dans le but d'obtenir une charge virale indétectable pendant les dernières semaines de la grossesse et à l'accouchement, ce qui diminue nettement le risque de transmission du virus à l'enfant. On évite certains médicaments pour lesquels un risque particulier est connu : le Sustiva (risque de malformation fœtale), l'association Zérit-Videx (risque d'acidose lactique pour la mère) [6, 9,10] .

D'autres essais ont été menés dans le monde et l'une des options de l'UNICEF pour la prévention de cette TME est la suivante : « Les femmes enceintes qui sont séropositives peuvent diviser par deux les risques de contaminer leurs bébés si elles suivent un traitement à base de médicaments antirétroviraux pendant un mois par le zidovudine (AZT) pendant les dernières semaines de la grossesse ou une dose unique de névirapine pendant l'accouchement, suivie d'une dose unique administrée au nouveau-né dans les 72 heures qui suivent la naissance »(10,21).

On a testé différents autres protocoles thérapeutiques car la prise en charge telle que nous la connaissons est évidemment impraticable dans l'immense majorité des cas surtout dans les pays en voie de développement. Un schéma court d'AZT, commencé à la 36ème semaine de grossesse s'est avéré relativement efficace si débuté quand l'état immunitaire de la mère est bon (le risque de transmission est divisé par trois) [4, 13,32] .

Une étude franco-américaine (essai clinique ACTG 076) a montré que, en l'absence d'allaitement maternel, le traitement à l'AZT des femmes enceintes ayant un taux de CD4 inférieur à 200/mm3 à partir de la 14-34ème semaine de grossesse et au cours du travail, ainsi que celui des nouveau-nés pendant les six premières semaines de vie réduit de deux tiers le taux de transmission périnatale (de 25% à 8%) [6, 7, 9,23].

Ailleurs, surtout dans des contextes aux ressources limitées, certains proposent une prise unique de la névirapine comprimé 200mg donnée à la mère au début du travail et une dose unique de névirapine sirop 2ml/kg donnée à l'enfant dans les 48-72H après la naissance ce qui permet, selon les études faites, de diviser par deux le risque de TME (13% de contamination ; c'est l'essai HIVNET012 conduit en Afrique subsaharienne utilisant la névirapine contre l'AZT. Celui-ci a été utilisé au Rwanda jusqu'à la sortie du nouveau protocole national (en Août 2005) et reste d'ailleurs en application dans certains hôpitaux (6) .

D'autres mesures telles une réduction de l'allaitement au sein à 4 à 6 mois (au lieu de 9 à 12 habituellement), l'allaitement artificiel et les césariennes programmées permettent de réduire le risque de transmission mère-enfant et semblent culturellement assez bien acceptées mais elles ne sont pas toujours réalisables dans les pays en développement (9,10).

Actuellement (depuis l'an 2004), suite à des études récentes menées, il a été démontré que l'association de deux molécules d'ARV (AZT+NVP) ou même trois molécules (AZT+3TC+NVP) donnés à la mère au dernier trimestre serait efficace au lieu de recourir à des césariennes systématiques ou courir le risque de la survenue de nombreuses résistances à la monothérapie de NVP.(6,7,26)

2.2.2. Au Rwanda

Le protocole de névirapine comprimé 200mg donnée à la mère au début du travail et une dose unique de névirapine sirop 2ml/kg donnée à l'enfant dans les 48-72H après la naissance (Voir essai HIVNET012) a été longtemps appliqué au Rwanda dans le programme de PMTCT mais vues l'évolution et les données récentes de la science, le Centre de Traitement et de Recherche sur le SIDA, en collaboration avec le MINISANTE ,a mis en place un nouveau protocole à échelle nationale qui doit être intégré et mis en application dans tous les services où le programme de PTME a ouvert ses portes (6).

Dans le présent travail, il est essentiel de parler brièvement des éléments du protocole national sur la prise en charge d'une femme séropositive dès la 28ème semaine de grossesse jusqu'à l'accouchement et nous parlerons également dans la suite du protocole de suivi d'un enfant né d'une séropositive jusqu'à l'âge de 18 mois ; âge où le diagnostic de l'infection au VIH est bien établi dans le contexte rwandais (6).

1) Une femme séropositive, enceinte de moins de 34 semaines d'aménorrhée

1°. Dosage des CD4 le plus vite possible et établir le stade clinique

2°. Avec les résultats de CD4, la patiente est éligible si elle est classée au Stade IV ou < 350 CD4/mm^3 sans considérer le stade clinique.

Conduite :

Débuter le plus vite possible la trithérapie (à continuer après l'accouchement) après le bilan initial classique :

AZT-3TC-NVP ou D4T-3TC-NVP si son Hémoglobine est inférieure à 8gr/dl

3° Si la femme ne rentre pas dans les critères d'initiation, elle recevra l'AZT 2fois 300mg/J dès la 28ème semaine de grossesse ou le plus tôt possible jusqu'au début du travail et une dose unique de NVP 200mg comprimé en début de travail.

Après l'accouchement, le protocole national recommande l'AZT 300mg +3TC150mg 2 fois par jour pendant 7jours.

En absence des résultats CD4, on applique le même schéma et le revoir dès l'arrivée des résultats.

Dans les deux cas, le nouveau-né recevra un sirop de NVP en dose unique 2mg/kg dans les 72 heures suivant la naissance. On associera à la NVP un sirop d'AZT 2 fois 4mg/kg/J pendant un mois après la naissance.

Signalons que pour toute femme devant prendre l'AZT, l'idéal serait de commencer à 28 semaines car les études ont montré que plus elle commence tôt mieux elle protège son enfant (6,31).

2) Une femme séropositive avec une grossesse ≥ 34semaines d'aménorrhée

1° Il est important de connaître que la patiente doit, quoi qu'il arrive, débuter les ARV dans cette même semaine pour réduire au maximum la charge virale et par conséquent le risque de transmission le plus possible.

2° Débuter la trithérapie quels que soient le stade clinique ou le taux de CD4.

Le schéma préconisé est : AZT-3TC-NVP ou 4DT-3TC-NVP en cas d'Hb < 8gr/dl

3°Le dosage des CD4 se fait alors parfois après le début des ARV et les résultats trancheront si la femme doit continuer à vie la trithérapie après l'accouchement.

4°Si elle ne rentre pas dans les critères d'initiation des ARV chez l'adulte, elle doit arrêter la NVP le lendemain de l'accouchement et continuer AZT-3TC pendant 7jours et puis stoppera les ARV.

5°Dans le cas où un centre de traitement ARV n'est pas disponible ou si la femme ne veut pas se rendre dans ce centre, elle commencera le plus vite possible l'AZT 300mg 2fois par jour puis recevra une dose unique de NVP 200mg au début du travail. Après l'accouchement, elle recevra AZT 300mg+3TC150mg 2fois /J pendant 7 jours.

6° L'enfant bénéficiera aussi (endéans 72 heures) d'une dose unique de NVP 2mg/kg associée à l'AZT sirop 2fois 4mg /kg/J pendant un mois.

3) Une femme séropositive vue ou diagnostiquée à l'accouchement

1° Selon le protocole national, celle-ci recevra une dose unique de NVP 200mg comprimé au début du travail et après l'accouchement elle recevra AZT 300mg+3TC150mg 2 fois par jour pendant 7 jours.

2° L'enfant bénéficiera, dès que possible (endéans 72 heures), d'une dose unique de NVP 2mg/kg associée à l'AZT sirop 2fois 4mg /kg/J pendant un mois.

3° Une femme séronégative mais dont le mari est VIH+ doit recevoir une dose unique de NVP 200 mg au début du travail et après l'accouchement : AZT 300mg +3TC 150mg 2 fois par jour pendant 7jours.

NB : Les autres mesures consistant en un accouchement « propre » et le moins contaminant possible telles que les césariennes prophylactiques programmées ,bien que déconseillées dans nos pays en développement(6,10,26), l'éviction des gestes invasifs (touchers vaginaux intempestifs, épisiotomie, rupture artificielle des membranes, l'application des forceps ,…), les soins de la filière génitale et du bébé doivent entourer l'accouchement d'une femme séropositive dans la mesure du possible.

Ces interventions, bien que contribuant peu à la réduction de la TME (10-20% réduction), sont importantes compte tenu de leur facilité et coût abordables partout. (31)

Rappelons que pour les femmes enceintes séropositives connues, rentrant dans les critères de sélection, la prophylaxie pour les infections opportunistes par la prise quotidienne d'un comprimé de Bactrim fort (TMP 160mg/SMX 800mg) et le support en vitamine A est recommandée (6,33).

4) Le protocole de suivi de l'enfant de la naissance à 18 mois

- Le type d'allaitement

Actuellement, l'épidémie d'infection par le VIH a modifié le contexte dans lequel s'opèrent le choix et la mise en œuvre du mode d'allaitement des nourrissons (15).

La prévention de la TME débutée par l'instauration chez le bébé des ARV pour un mois doit être poursuivie par le choix du type d'allaitement. Le conseil donné à la mère séropositive sur le mode d'alimentation de son enfant doit tenir compte surtout de ces capacités de comprendre et de mettre en pratique son choix sans oublier ses moyens financiers (6, 21,31).

En effet, il a été constaté que la pauvreté et le niveau d'éducation bas des mères constituent des obstacles au respect du choix d'allaitement de l'enfant (21).

Comme cité par David Wilkinson (31) et Dunn DT, Newell ML, Ades AE, Peckham CS(34), la plupart des femmes africaines préfèrent l'allaitement maternel alors qu'il est responsable d'environ un tiers de la TME. C'est ce qui est d'ailleurs la principale cause de différence notée entre les taux de TME en Afrique et en en Europe figurent l'allaitement maternel qui est pratiqué en Afrique (34,35).

Dans son étude publiée dans Lancet (1999; 354: 471-6) et citée par Jacqui Wise, Dr Coutsoudis a confirmé que les enfants nourris exclusivement au lait maternel et ceux non allaités du tout (allaitement artificiel) avaient moins de risque de TME du VIH que ceux ayant suivi l'alimentation mixte (36) .Voir figure 1

Il est, à l'heure actuelle et les études sures récentes le prouvent, indéniable que les bébés nourris exclusivement au sein pendant six mois couraient moins de risques (environ un tiers) de contracter la maladie que ceux à qui l'on donnait une alimentation mixte à base de la nourriture, des jus ou de l'eau en plus du lait maternel ou ceux nourris au sein pendant deux ans. (6,37)

En effet, De Cock et al. cité dans Statist. Med. 2001; 20:3525–3537 (DOI:10.1002/sim.1092) Collection of standardized information on infant feeding in the context of mother-to-child transmission of HIV par Philippe Gaillard1, Ellen Piwoz2 and Tim M. M. Farley3, estiment le taux de TME de 15 à 30 % en cas d'allaitement artificiel, de 25 à 35% en cas d'allaitement jusqu'à 6 mois tandis qu'il s'il est de 30 à 45% en cas d'allaitement prolongé de 24 mois, ce qui représente un taux de 40% de la TME [19] .

Les études ont montré qu'une réduction de l'allaitement au sein à 4 à 6 mois (au lieu de 9 mois ou plus) permettrait d'éviter une partie des contaminations dues à l'allaitement, et semble culturellement assez bien acceptée. (6, 7, 38)

Par ailleurs, il est évident que l'utilisation du lait en poudre est parfois encore plus dangereuse. En effet ; les bébés nourris au sein dont les mères sont séropositives ont 20 à 40 % de risques de contamination .Par contre, les bébés qui ne sont pas nourris au sein courent six fois plus de risques de succomber à la diarrhée ou à des infections respiratoires que les bébés nourris au sein car il est bien connu que l'allaitement maternel offre une alimentation complète et renforce le système immunitaire du bébé. (21,39)

Plusieurs options pour l'alimentation de l'enfant né d'une mère séropositive ont été formulées pour tenter de réduire la transmission du VIH de la mère à l'enfant.

L'UNICEF et les programmes de PMTCT cherchent à donner des conseils aux mères séropositives sur les risques et les avantages de l'allaitement maternel car pour la plupart de ces mères la décision d'allaiter ou de nourrir leurs enfants artificiellement peut poser un terrible dilemme ; elles doivent alors comparer les dangers de l'allaitement maternel aux risques de l'allaitement artificiel (38,40).

Dans les pays aux ressources limitées ou aux conditions socioculturelles stigmatisant les mères séropositives autrement dit lors que l'alimentation de substitution n'est pas "acceptable, faisable, abordable, durable et sans danger," les organismes des Nations Unies recommandent un allaitement maternel exclusif pendant les premiers mois de la vie et d'arrêter l'allaitement maternel dès que c'est faisable, tenant compte des circonstances locales, de la situation individuelle de la mère et des risques liés à l'alimentation de substitution (41,42,43) .

Il convient de noter que l'allaitement artificiel mené dans de bonnes conditions serait idéal (6) mais reste une option valable uniquement si la mère a accès à de l'eau salubre et a les moyens d'acheter suffisamment de lait en poudre pour au moins six mois. Les autres possibilités sont le lait animal modifié préparé à la maison, le lait maternel tiré et traité thermiquement, le lait provenant des banques de lait maternel ou l'allaitement maternel par une femme séronégative. (6, 36,40)

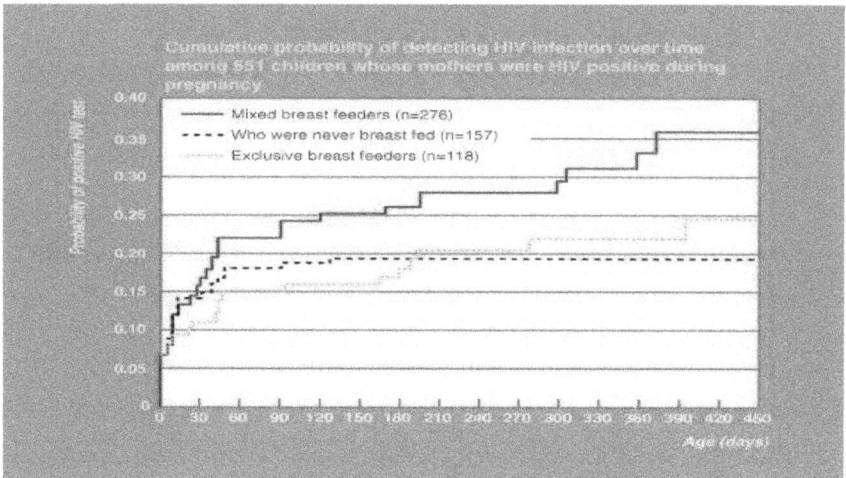

Fig. 1.Risque de transmission du VIH de la mère à l'enfant selon le type d'alimentation suivi.

Source: Jacqui Wise, **Breast feeding safer than mixed feeding for babies of HIV mothers,** British Medical Journal. 2001 March 3; 322(7285): 511.

Au Rwanda, on propose actuellement que si la mère choisit l'allaitement maternel elle doit respecter les conditions contenues dans le protocole national :

1. L'allaitement maternel doit être exclusif, c'est-à-dire ne donner aucun autre aliment ou boisson y compris l'eau mais n'interdit pas toutefois l'administration des médicaments à l'enfant.
2. Cet allaitement doit être court, ne dépassant pas 6 mois
3. La cessation de l'allaitement (sevrage) doit se faire précocement (à 6 mois maximum) avec une transition saine à base du lait maternel à l'aide d'une cuillère ou d'une tasse pour préparer un sevrage brusque.

Si la mère opte pour l'alimentation de remplacement, l'enfant doit être nourri exclusivement au lait de substitution autre que le lait maternel durant les 6 premiers mois de sa vie. De cet âge de 6 mois à 24 mois, on complétera les repas lactés par les aliments de compléments adéquats localement disponibles.

Il est prévu que pour la réussite de ce type d'allaitement, quelques facilités en faveur des mères rwandaises à ressources limitées soient données lors des programmes de PMTCT (Fourniture gratuite de lait pour les six mois et des biberons (6) ; le problème majeur et mal contrôlé dans notre pays (et même partout ailleurs en Afrique) où la grande partie de la population n'a pas accès à l'eau potable reste celui de s'assurer du nettoyage et de la conservation de ces biberons.

Les prestataires devraient alors à fournir assez d'informations claires et assez de lait à ces mères. (6, 21,42)

- **Le Suivi clinique**

Une meilleure prise en charge de l'enfant né d'une mère séropositive doit également englober un suivi clinique soigneux et régulier ce qui, bien entendu, doit se faire au sein d'un centre bien organisé comme le font les services de PMTCT.

Lors de ce suivi, il est recommandé de faire un examen clinique complet et comparatif et bien réfléchi de chaque enfant suivi lors de chaque visite.

Le protocole national actuellement en application prévoit ce qui suit :

- L'enfant né d'une mère séropositive, ayant reçu la dose unique de NVP à la naissance puis AZT sirop pour un mois (nous l'avons bien détaillé précédemment), doit être revu en consultation chaque mois jusqu'à l'âge de 6 mois puis trimestriellement jusqu'à ce que l'infection par le VIH soit exclu par une sérologie négative 3 mois après l'arrêt de l'allaitement ou par une PCR négative un mois après l'arrêt de l'allaitement.

- En cas de confirmation de l'infection au VIH, poursuit le même protocole, ce suivi trimestriel sera prolongé.

- **Le Suivi Biologique**

Notons qu'un suivi biologique bien conduit, visant à faire le diagnostic ou servant de guide à la prise de décisions thérapeutiques, doit accompagner le suivi clinique (6, 44,45).

Les prélèvements de sang seront indiqués selon le protocole national dont voici quelques lignes directives :

- Première PCR à 6 semaines car cet âge correspond à la date du premier vaccin et du début de la prophylaxie au Bactrim.
- La 2ème PCR sera faite un mois après l'arrêt de l'allaitement, le plus souvent donc au 7ème mois de vie.

- Si l'infection au VIH est confirmée par la PCR, l'enfant sera classé en stade clinique OMS et un suivi trimestriel des CD4 sera mis en place cette fois-ci dans un but thérapeutique.
- Si la PCR n'est pas accessible, un dosage des CD4 sera réalisé chaque mois dès la naissance dans un but diagnostic pour tout enfant de moins de 18 mois.

Ce dosage se fera jusqu'à l'exclusion de l'infection par une sérologie VIH- réalisée à 9mois et 18 mois.

- Si l'infection par le VIH est confirmée, ce suivi trimestriel sera maintenu

- **La démarche diagnostique**

Il a été proposé par le protocole national de suivre le cheminement suivant pour bien conduire la démarche diagnostique positif ou exclure l'infection au VIH chez l'enfant de moins de 18 mois nés d'une mère séropositive :

Si PCR accessible : Confirmer l'infection au VIH si les deux PCR sont positives à deux semaines d'intervalle.

Mais comme cet examen est coûteux et parfois non disponible pour tous les enfants nés des mères séropositives au Rwanda, on peut recourir aux autres examens plus ou moins abordables bien que peu spécifiques. (6,15)

En pratique, nous faisons la 1ère PCR à six semaines dans le but de détecter les infants infectés in utero ou per partum et si celle –ci est positive nous confirmons le résultat par une autre PCR si possible. Ainsi, deux PCR positives signifient une infection au VIH.

Au cas où la 2ème PCR n'est pas faisable, ce qui n'est pas rare, nous considérons l'enfant comme infecté jusqu'à la sérologie de confirmation (9 et 18 mois).

La 2ème PCR dans le but d'exclure l'infection chez les enfants nourris au lait maternel qui, selon les études, ont moins de risques de décès que ceux infectés précocement (6,46).

Pour cette raison, si la PCR à six semaines a été négative, nous réalisons la 2ème dans les cas suivants :

✓ L'enfant est connu ou suspect d'avoir été nourri au lait maternel.

✓ L'enfant présente une mauvaise évolution clinique.

Toutefois, ces enfants doivent bénéficier d'un test sérologique à 9 et 18 mois

Si PCR non accessible : En absence de PCR mais avec dosage des CD4 à la portée, un enfant suivi sera déclaré HIV+ si au moins deux arguments ci-dessous sont retrouvés :

- Sepsis (choc dans un tableau d'une infection sévère)
- Pneumonie sévère
- Malnutrition sévère qui persiste malgré un supplément nutritionnel suffisant de 2 semaines.
- Candidose buccale chronique en dehors de la période néonatale
- CD4 < 20% i.e. < 1000 CD4 /mm3

Pour ces enfants déclarés VIH +sans PCR, il est recommandé de faire une sérologie à 9 et 18 mois (3 mois après l'arrêt de l'allaitement).

- **La Prophylaxie**

En Afrique, on a commencé il y a quelques années déjà, dans les années 96-97, au moins dans les grandes villes africaines, à dépister et à suivre des personnes séropositives, et par conséquent à se poser le problème de la prophylaxie et en 2000, l'OMS et l'ONUSIDA ont recommandé l'utilisation du Cotrimoxazole (Bactrim) pour la prophylaxie des infections opportunistes dans le cadre d'un paquet minimum de soins pour les enfants et les adultes vivant avec le VIH/SIDA en Afrique **(17).**

Rappelons que la «prophylaxie primaire des infections opportunistes » vise à éviter que ne survienne telle ou telle infection opportuniste ; alors que la « prophylaxie secondaire » concerne les prescriptions médicamenteuses visant à éviter la récidive d'une infection opportuniste au décours d'un premier épisode au décours du traitement d'attaque (47)

Une trentaine d'infections opportunistes peuvent survenir avec une fréquence significative, et on ne peut pas tout "**prophylactiser**" bien évidemment mais on essaye de faire la prophylaxie des principales infections opportunistes les plus fréquentes en zone tropicale (Asie du sud-est, Afrique subsaharienne et Caraïbes, à condition bien sûr que les germes existent dans ces différentes zones géographiques) qui sont : **La tuberculose, la pneumocystose, la cryptococcose, les candidoses, la toxoplasmose.**

Partout où les études ont été faites, il a été montré que la prophylaxie était associée à des résultats intéressants au plan de la santé publique: moins d'admissions dans les hôpitaux, d'où moins de surcharge en patients, moins de dépenses pour certains médicaments très chers pour traiter des infections opportunistes (17).

Au Rwanda, et même dans d'autres pays, l'enfant né d'une mère séropositive sera considéré comme infecté tant que le diagnostic n'est pas encore exclu par la SRV- ou PCR- et doit alors bénéficier d'une prophylaxie car il est lui aussi prédisposé à faire des infections opportunistes (6).

Le protocole national affirme que :
▪ La survenue des infections opportunistes peut être prévenue en utilisant le Cotrimoxazole (Bactrim).

- La prophylaxie au Cotrimoxazole chez les enfants nés des mères infectées par le VIH permet de réduire le taux de mortalité parmi ces enfants.
- La prophylaxie au Cotrimoxazole chez les enfants infectés par le VIH avec ou sans signe évocateur de VIH est une intervention clé qui, une fois intégrée dans le paquet minimum d'activités, réduit aussi la morbidité et la mortalité (17)

Au Rwanda, à coté des maladies couvertes par le programme élargi de vaccination(PEV), les autres maladies concernées par la prophylaxie sont la Tuberculose, la pneumocystose à Pneumocystis Jirovecii, la toxoplasmose, la cryptococcose, les candidoses et en cas de dénutrition on pense aux helminthes. (6)

En pratique, le protocole national recommande la prophylaxie pour la pneumopathie à Pneumocystis Jirovecii et d'autres infections (toxoplasmose, certaines infections digestives, etc.) en utilisant le Cotrimoxazole (Trimetoprim+Sulfamethoxazole) pour tout enfant né d'une mère séropositive et dont l'infection au VIH n'est pas formellement exclue.

Indications de la Prophylaxie au Bactrim chez les enfants exposés
Est éligible au cotrimoxazole :
1) Tout enfant né d'une mère VIH+, âgé de 6 semaines à 18 mois et dont l'infection à VIH n'est pas exclue.
2) Tout enfant âgé de moins de 18 mois et dont l'infection à VIH est mise en évidence par la PCR
3) Tout enfant âgé de plus de 18 mois dont l'infection à VIH est confirmée sans signes et symptômes évocateurs du VIH, et sans tenir compte d'âge et du taux des CD4.

La dose recommandée par différents auteurs est de 25mg de Trimetoprim et 5mg de Sulfamethoxazole /kg 1X /J (6,13)

Interruption de la prophylaxie au cotrimoxazole

Certains auteurs proposent l'arrêt de cette prophylaxie en cas de:
- Test VIH négatif:
    - Pour les enfants de moins de 18 mois sous alimentation artificielle, test négatif d'ADN ou ARN.
    - Pour les enfants de moins de 18 mois sous allaitement maternel, le test virologique effectué au moins 6 semaines après le sevrage.
    - Pour les enfants de plus de 18 mois sous allaitement maternel, le test sérologique effectué 3 mois après le sevrage
– Réactions cutanées sévères (bulles, décollement cutané)
– Atteinte rénale sévère,
– Insuffisance hépatique,
– Anémie sévère
– Pour les enfants VIH+, si l'enfant est sous ARV et que la restauration de l'immunité est évidente. L'enfant doit être âgé de plus de 18 mois et le taux des CD4> 15% chez les sujets sous les ARV pendant au moins 6 mois (6,13)

Le protocole national, lui, précise que le seul critère d'arrêt de cette prophylaxie est une exclusion formelle de l'infection au VIH par la sérologie négative ou PCR – (6)

Par ailleurs, pour la **tuberculose**, il est de commun accord que la prophylaxie à l'INH 5mg /kg/J durant 9 mois doit figurer dans le programme national pour tout enfant moins de 5ans en contact avec une personne BK+.
Pour ces enfants, il reste une obligation d'exclure d'abord le diagnostic de Tuberculose active avant le début de cette prophylaxie. Ainsi, doit-on faire la Radio du thorax, l'intradermoréaction, les tubages gastriques ou les expectorations pour éliminer cette tuberculose.

Pour les **helminthes,** la prescription de mebendazole 100mg 2X/J durant 3 jours tous les 12 mois serait indispensable chez tous les enfants dénutris nés des mères séropositives. (5,6)

Critères d'éligibilité aux antirétroviraux au Rwanda

Pour tout enfant de moins de 18 mois, le schéma suivant doit être suivi pour l'initiation aux ARV :

Si PCR accessible
1. Débuter les ARV si Stade 3 et 4 sans considérer le taux des CD4
2. Stade 1 ou 2 avec les CD4 <1000/mm3 soit <20%

Si pas de PCR

Sera déclaré VIH + et mis sous ARV sur base de diagnostic clinique présomptif et taux de CD4

Deux des éléments suivis suffisent :
1. Sepsis (choc dans un tableau d'une infection sévère)
2. Pneumonie sévère
3. Malnutrition sévère qui persiste malgré un supplément nutritionnel suffisant de 2 semaines.
4. Candidose buccale chronique en dehors de la période néonatale
5. CD4 < 20% i.e. < 1000 CD4 /mm3

Dans les deux cas, il faudra s'assurer que l'enfant a débuté, sinon instaurer, la prophylaxie systématique au Bactrim (de préférence à six semaines) quel que soit son taux de CD4 et avoir éliminé l'éventualité d'une Tuberculose active qui modifierait le choix des ARV (6,11) .

Il est parfois proposé de donner un supplément nutritionnel et de la Vitamine A tous les six mois pour chaque enfant devant bénéficier des ARV (5,6,13).

Voir algorithme et protocole national PTME version 22 Août 2005 TRAC

La Vaccination

En ce qui concerne les enfants nés des mères séropositives, certains auteurs sont contre les vaccins atténués vu l'éventuelle « **réactivation** « des germes utilisés dans leur préparation ce qui aggraverait la condition de ces enfants à immunité fragilisée (48).

Jusqu'à présent, aucun autre protocole n'a été proposé au Rwanda et le schéma habituel du calendrier vaccinal reste formellement appliqué (6) .

Cependant, les vaccinations supplémentaires (Méningocoques, Pneumocoques, Haemophilus Influenza et Salmonella typhii) sont à considérer.

Le supplément en Vitamine A

La vitamine A a été introduite pour tous en enfants y compris ceux nés des mères séropositives. Elle se donne selon les tranches d'âge comme suit :

- Entre 0 et 6 mois : 50.000 UI
- Entre 6 et 12 mois : 100.000 UI
- Entre l'âge de 12 mois : 200.000 UI tous les six mois.

Chapitre Troisième : Matériel Et Méthodes

3.1. Type d'étude

Notre étude a été rétrospective et analytique. Cette étude a été menée sur les quatre sites : Centrer de santé de Kayove, centre de santé de Kivumu, centre de santé de Congo Nil, et le Dispensaire de Murunda dans lesquels les programmes de PTME et d'ARV sont déjà opérationnels.

Ce sont les seuls sites où les personnes vivant avec le VIH sont suivies dans toute la zone couverte par hôpital de district de MURUNDA.

3.2. Echantillon

L'étude a été faite sur les enfants ayant l'âge ≤ 18mois, nés des mères séropositives et qui sont suivis par l'hôpital de Murunda dès le début du programme de PTME et ARV.

Au total ; 95 enfants ont été inclus dans notre étude.

3.3. Collecte des données

Pour la collecte de nos données, nous nous sommes servis des fiches de collectes des données préétablies, des dossiers de suivi des enfants nés des mères séropositives, des fiches de calendrier vaccinal, des rapports mensuels des FOSA et des registres du service de maternité et de du service de PTME retrouvés sur ces quatre sites. Pour les données manquantes et les informations jugées nécessaires, nous avons procédé à l'interrogatoire des prestataires   des soins au sein de ces sites de suivi de ces enfants en questions.

Pour le contrôle de la qualité de ce suivi, les éléments du nouveau protocole national de suivi des enfants nés des mères séropositives de moins de 18mois nous ont guidés.

3.4. Critères d'Inclusion

A été inclus dans notre étude, tout enfant ayant l'âge ≤18mois, né d'une mère séropositive et ayant un dossier de suivi de l'hôpital de Murunda durant la période de notre étude (allant du début du programme de PMTE/ARV au 15 Juin 2006).

3.5. Critères d'Exclusion

A été exclu de notre étude, tout enfant ne remplissant pas les critères d'inclusion.

3.7. Modèle d'Analyse

Les textes ont été traités par le Microsoft Word

Pour la saisie et analyse des données, nous avons utilisé Epi Info et SPSS.

Les tableaux et graphiques ont été traités par le logiciel Microsoft Excel

Chapitre Quatrième : Présentation des Résultats

4.1. Répartition de la Population Selon le Sexe

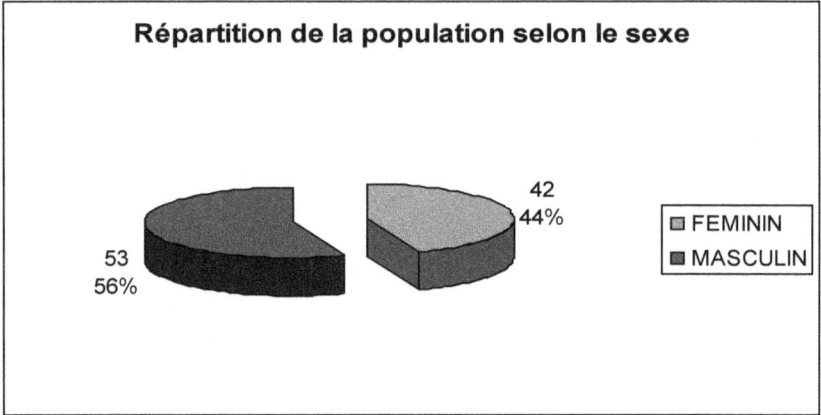

Fig.2 : Répartition de la population selon le sexe

Pour le total de 95 enfants suivis, le sexe masculin prédomine (53 soit 56%).

4.2 Répartition de la population selon que le stade clinique de la mère

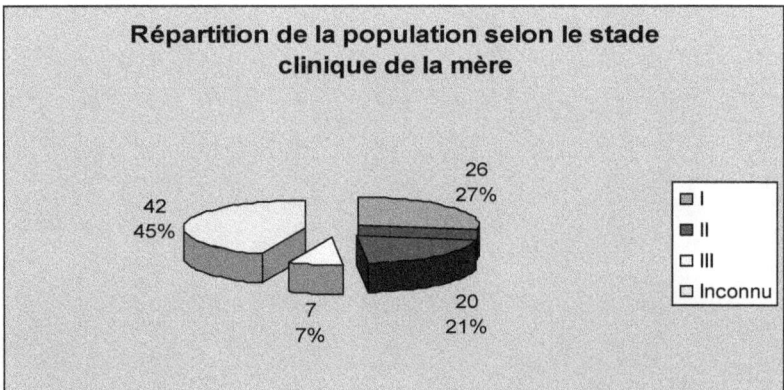

Fig.3 Répartition de la population selon que le stade clinique de la mère

Sur un total de 95 femmes séropositives concernées par notre étude, 42 soit 45% ont accouché sans être classées au stade clinique.27% étaient au stade I,20%au stade II alors que 7% étaient classées au stade III. Aucune femme n'a été classée stade IV.

4.3 Répartition de la population selon l'Evaluation du taux des CD4 maternels lors de la grossesse

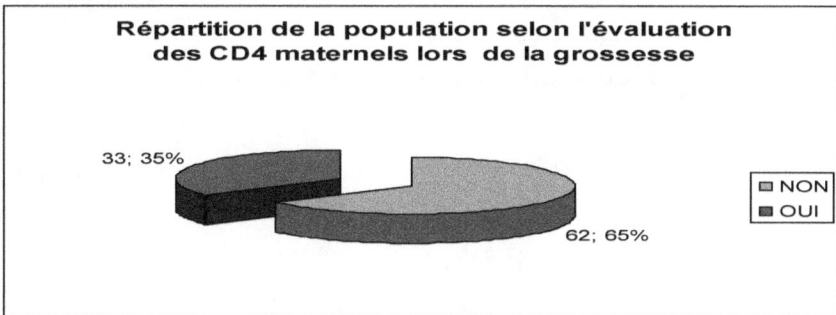

Fig.4. Répartition de la population selon l'Evaluation du taux des CD4 maternels lors de la grossesse

Dans notre population étudiée, 62 sur 95 femmes soit 65% n'avaient pas leur taux de CD4 connu pendant la grossesse.

4.4 Taux de prise des ARV préventifs avant l'accouchement

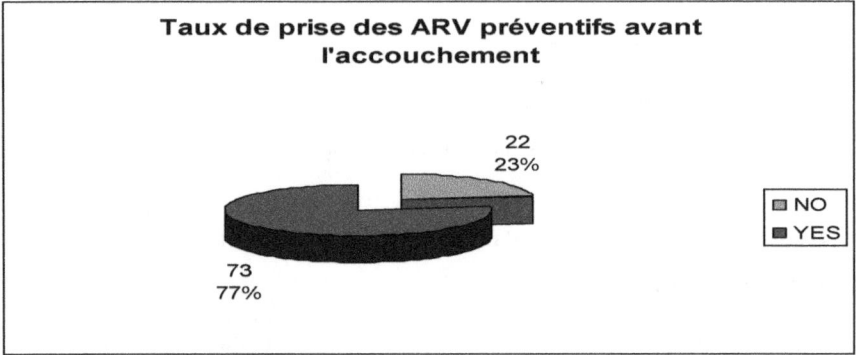

Fig.5.Taux de prise des ARV préventifs avant l'accouchement

Pour 95 femmes séropositives entrant dans notre étude, 73 soit 77% ont pris les ARVs avant l'accouchement.

4.5 Répartition des mères selon le régime ARV suivi

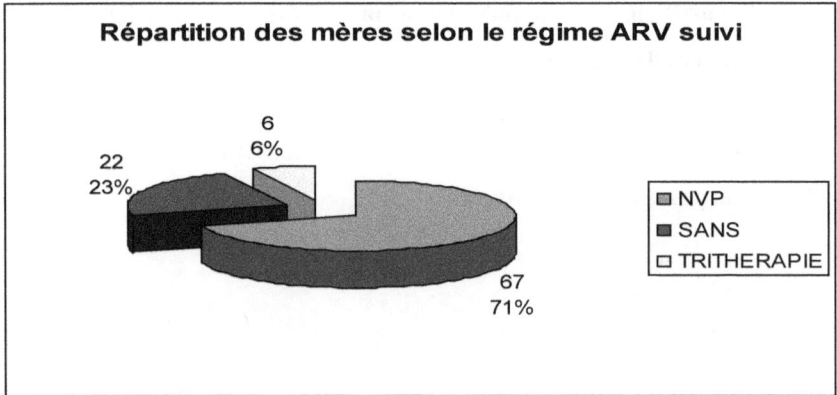

Fig.6 Répartition des mères selon le régime ARV suivi

33

Selon le régime ARV suivi comme protocole de PTME, pour 95 femmes concernées 71% ont pris la nevirapine dose unique au début du travail, 6% ont pris la trithérapie, alors que 23% n'ont rien pris.

On voit que parmi 73 femmes ayant pris les ARVs, 67 soit 92% ont suivi le protocole de nevirapine dose unique au début du travail alors que 6 femmes soit 8 % ont suivi le protocole de la trithérapie.

Il a été difficile de préciser si celles qui ont pris la trithérapie l'avaient débutée avant ou pendant la grossesse.

4. 6 Taux de prise des ARV préventifs par le bébé à la naissance

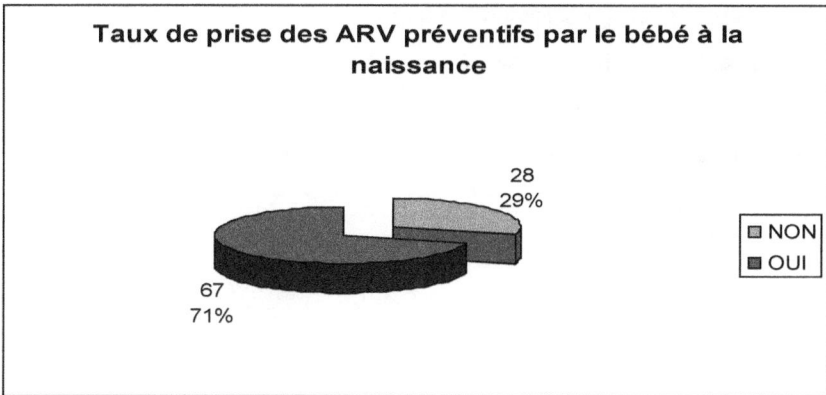

Fig.7 Répartition des mères selon le régime ARV suivi

Pour 95 enfants nés des mères séropositives, 67 soit 71 ont pris les ARVs préventifs à la naissance alors que 28 soit 28% n'ont rien pris.

4.7 Répartition des enfants selon le régime ARV suivi à la naissance

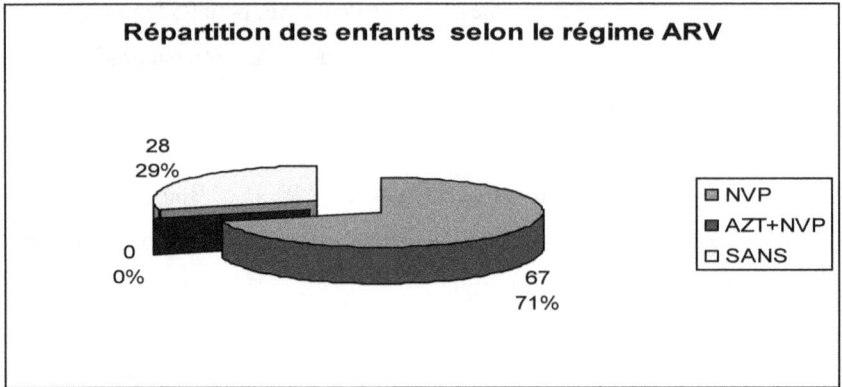

Fig.8 Répartition des enfants selon le régime ARV suivi à la naissance

Tous les 67 bébés soit 100% qui ont pris les ARVs à la naissance ont pris la nevirapine sirop dose unique, 2mg/kg endéans 72H après la naissance.

Aucun bébé n'a pris l'association Névirapine -AZT

4.8. Taux de Vaccination des Nourrissons

Suivi du calendrier vaccinal	Fréquence	Pourcentage
NON	2	2.11
OUI	93	97.89
Total	95	100

Tableau 1. Taux de vaccination chez les enfants exposés

Selon le suivi du calendrier vaccinal, presque tous les enfants nés des mères séropositives

(93 sur 95 soit 97.89%) suivent le calendrier vaccinal.

4. 9 Représentation de la population de moins ou plus de 6mois

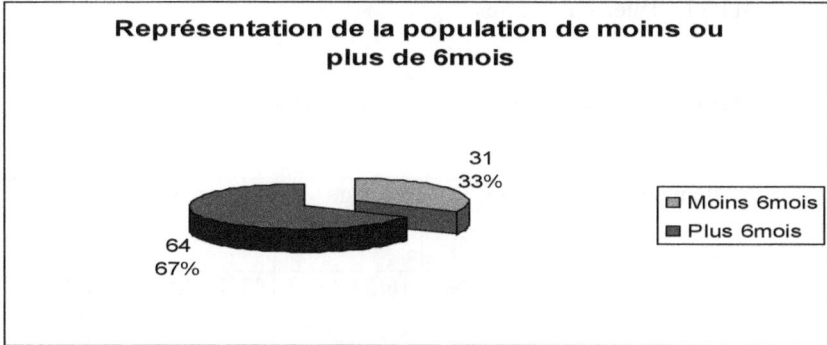

Fig. 9 Représentation de la population selon les tranches d'âge

La population de notre étude est de plus de 6 mois à 67% soit 64 sur 95 enfants

4.10 Répartition des enfants de plus de 6 mois selon le type d'alimentation suivi

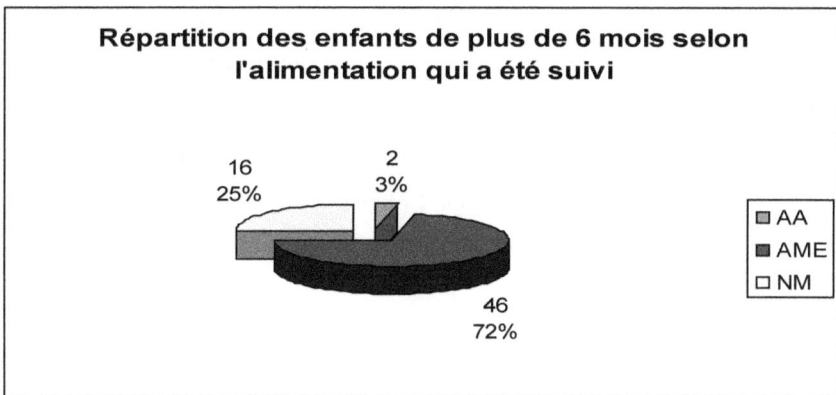

Fig.10 Type d'Alimentation du Nourrisson

Pour 64 enfants ayant l'âge de sevrage (6 mois et plus) ,46 soit 72% ont suivi l'allaitement maternel exclusif, 16 soit 25% ont suivi la nutrition mixte, seuls 2 soit 3% ont suivi l'allaitement artificiel.

4.11 Présentation des enfants en fonction de l'âge du sevrage

Type d'allaitement	Sevrage </=6mois	Sevrage >6mois	Pas encore	Total
AME	19(41,30%)	16(34,80%)	11(23,90%)	46(100%)
NM	1(0,75%)	3(18,75%)	12(85,50%)	16(100%)
Total	20(32,25%)	19(30,60%)	23(37,15%)	62

Tableau 2 Présentation des enfants en fonction de l'âge du sevrage

Parmi 64 enfants ayant l'âge du sevrage (plus de 6 mois), 2 étaient sous allaitement artificiel, 62 suivaient ou avaient suivi la nutrition mixte ou l'allaitement maternel exclusif.

Parmi ces 62 enfants, 20 soit 32.25% avaient été sevrés avant ou à 6mois, 19 soit 30.60% avaient été sevrés après l'âge de 6 mois alors que 23 soit 37.15% étaient toujours au lait maternel.

Parmi 46 enfants sous AME, 19 soit 41,30% ont été sevré avant ou à six mois, 16 soit 34,80% à plus de six mois et 11soit 23,90 étaient toujours au sein maternel.

La grande partie des enfants sous nutrition mixte poursuit cette alimentation au delà de 6 mois12 sur 16 soit 85,50%.

4.12 Age lors du test de Sérologie

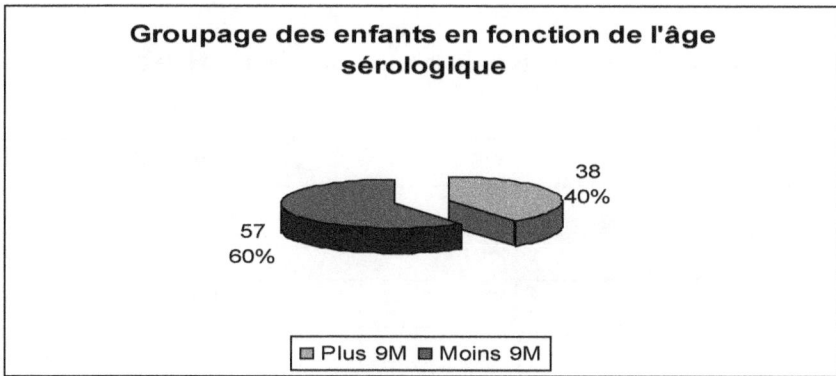

Groupage des enfants en fonction de l'âge sérologique

38
40%

57
60%

☐ Plus 9M ■ Moins 9M

Fig. 11 Age de l'enfant lors de la Sérologie

L'âge de faire la 1ère sérologie étant de 9 mois, la grande partie de notre population 57 sur 95 soit 60% avait moins de 9 mois.

4.13 Répartition des enfants de plus de 9 mois selon leur test sérologique

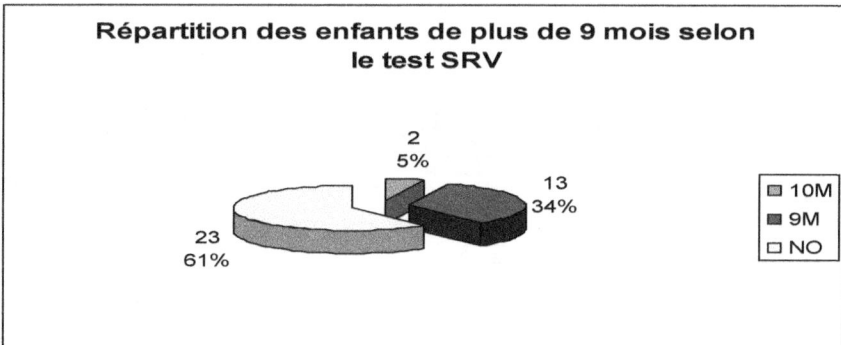

Répartition des enfants de plus de 9 mois selon le test SRV

2
5%

13
34%

23
61%

☐ 10M
■ 9M
☐ NO

Fig.12 Répartition des enfants selon le test SRV

Pour 38 enfants ayant plus de 9 mois, 23 soit 61% n'avaient pas eu leur test

sérologique fait, 13 soit 34%   avaient subi le test sérologique à 9mois et 2 soit 5%
l'avaient eu à 10mois.

4.14 Présentation des enfants selon la numération des CD4 de l'enfant

	Fréquence	**Pour cent**
OUI	1	1,1%
NON	94	98,9%
TOTAL	95	100%

Tableau 3 : Présentation des enfants selon la numération des CD4 de l'enfant

Pour un total de 95 enfants seul 1 soit 1.1% a bénéficié du dosage des CD4.

4.15 Répartition de la population selon la compétence du Clinicien

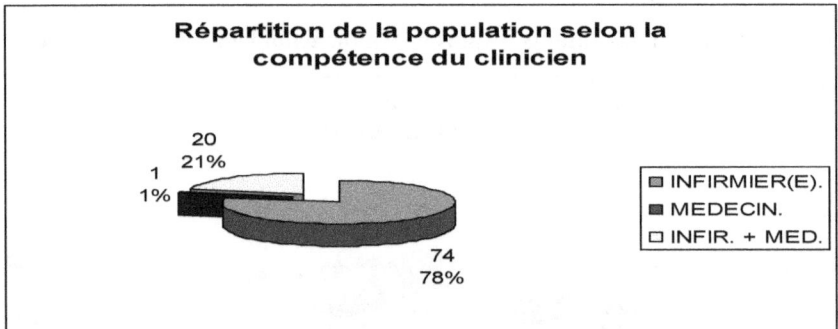

Fig.14 Répartition de la population selon la compétence du Clinicien

Pour le suivi des enfants nés des mères séropositives, 74 sur 95 soit 78% sont suivis
par l'Infirmier seul, 20 sur 95 soit 21% étaient suivis par le Médecin et l'Infirmier
alors que1 soit 1 % avait été vu par un Médecin seul.

4.16 Age du début de la prophylaxie au Bactrim

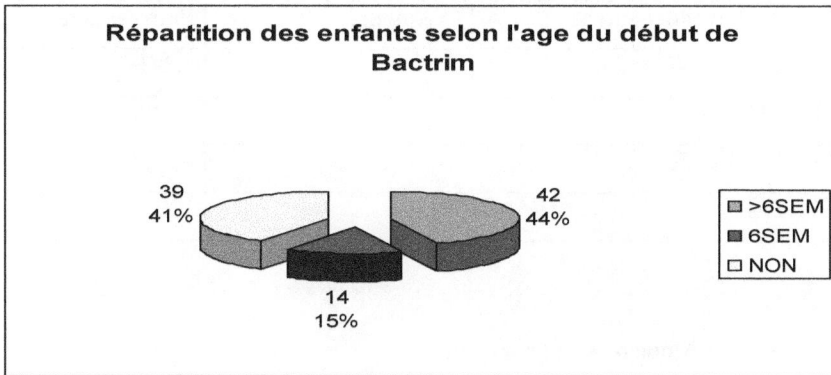

Répartition des enfants selon l'age du début de Bactrim

39 41%   42 44%

14 15%

□ >6SEM
■ 6SEM
□ NON

Fig.15 Présentation des enfants en fonction de l'âge du début de la prophylaxie au Bactrim

Tous les 95 enfants suivis avaient plus de 6 semaines (donc à l'âge du début du Bactrim). Parmi eux, 42 soit 44% avaient débuté le Bactrim après l'âge de 6 semaines39 soit 41% n'avaient pas encore débute le Bactrim prophylactique, et seuls 14 soit 15% l'avaient correctement débuté à 6 semaines.

4.17 Lieu d'Accouchement

Lieu d'accouchement	Fréquence	Pourcentage
DOMICILE	35	36.84%
FOSA	60	63.16%
TOTAL	95	100%

Tableau 4 : Lieu d'Accouchement

La majorité des femmes séropositives accouchent dans les formations sanitaires (60 sur 95 soit 63,16%) contre 36,84% qui accouchent à domicile.

4.18   Mode d'Accouchement

Mode d'accouchement	Fréquence	Pourcentage
CESARIENNE	7	7.37%
DYSTOCIE	4	4.21%
EUTOCIQUE	84	88.42%
TOTAL	95	100%

Tableau 5 : Mode d'Accouchement

Les accouchements eutociques sont les plus fréquents chez les femmes séropositives étudiées (84 sur 95 soit 88.42%), les césariennes et les autres dystocies représentant respectivement 7.37% et 4.21% des modes d'accouchement.

4.19   La Fréquence des Consultations Médicales

Fréquence des Consultations	Fréquence	Pourcentage
MENSUELLE	57	60%
TRIMESTRIELLE	5	5.26%
AUTRES	33	34.74%
TOTAL	95	100%

Tableau 5 : La fréquence des consultations

Le tableau 5 montre que 60% des enfants nés des mères séropositives consultent chaque mois alors que 34.74% suivent un rythme irrégulier.

4.20 Relation entre le lieu d'accouchement et la prise des ARV par la mère

LIEU ACCOUCHEMENT	NVP CHEZ LA MERE			P -value
	NON	OUI	TOTAL	
DOMICILE	16(72,73%)	19(26.03%)	35	0
FOSA	6(27.27%)	54(73.97%)	60	
Total	22(100%)	73(100%)	95	

Tab 6 : Relation entre le lieu d'accouchement et la prise des ARV par la mère

Le tableau 6 montre une relation entre le lieu d'accouchement et la prévention aux ARVs pris par la mère. La plupart (16 sur 22 soit 72.73%) des mères séropositives qui n'ont pas pris les ARVs avaient accouché à domicile et 54 sur 73 soit 73.97% des mères séropositives qui ont pris des ARVs préventifs avaient   accouché à la FOSA. Le lieu d'accouchement est associé significativement à la prise des ARV par la mère (P-Value 0.000).

4.21 Relation entre le lieu d'accouchement et la prise des ARV par le bébé

LIEU ACCOUCHEMENT	NVP CHEZ LE BEBE		TOTAL	P- value
	NON	OUI		
DOMICILE	25(89.3%)	10(14.93%)	35	0
FOSA	3(10.7%)	57(85.07%)	60	
TOTAL	28(100%)	67(100%)	95	

Tab. 7 : Relation entre le lieu d'accouchement et la prise des ARV par le bébé

Le tableau 7 montre une relation entre le lieu d'accouchement et la prévention aux

ARVs pris par le bébé.

La plupart (25 sur 28 soit 89.3%) des enfants n'ayant pas pris de NVP étaient nés à domicile et 57 sur 67 soit 85.07% des enfants ayant pris la NVP préventifs étaient nés à la FOSA. Le lieu d'accouchement, autrement dit le lieu de naissance du bébé, est associé significativement à la prise des ARV par le bébé (P-Value 0.000).

4.22 Relation entre la prise du Bactrim et celle de la prévention ARV par le bébé

ARV CHEZ LE BEBE	BACTRIM CHEZ LE BEBE		TOTAL	P value
	OUI	NON		
NON	18(64.30%)	10(35.70%)	28(100%)	0.0478
OUI	38(56.70%)	29(43.30%)	67(100%)	
TOTAL	56	39	95	

Tableau 8 : Relation entre la prise du Bactrim et celle de la prévention ARV par le bébé

Ce tableau montre que la prise des ARVs par le bébé à la naissance n'influence pas la prophylaxie au Bactrim.

On voit que 64.30% (contre 35.70%) des enfants n'ayant pas pris la NVP ont pourtant pris le Bactrim alors qu'il n'y a pas de différence significative (56.70% contre 43.30%) entre ceux qui ont pris la NVP vis-à-vis de la prise ou non du Bactrim (P Value=0.0475)

4.23 Relation entre la prise du Bactrim et la fréquence des consultations

FREQUENCE DES CONSULTATIONS	PRISE DU BACTRIM		TOTAL	P value
	OUI	NON		
MENSUELLE	44(77.20%)	13(22.80%)	57(100%)	0.0016
TRIMESTRIELLE	1(20%)	4(80%)	5(100%)	
AUTRES	11(33.3%)	22(66.7%)	33(100%)	
TOTAL	56	39	95	

Tableau 9 : Relation entre la prise du Bactrim et la fréquence des consultations
Une relation entre la fréquence des consultations et la prise du Bactrim a été prouvée par notre étude.

Les enfants ayant des rendez-vous réguliers mensuels prennent du Bactrim prophylactique à raison de 44 sur 57 soit **77.20%.** Alors que ceux qui viennent chaque trimestre ou irrégulièrement le prennent respectivement à un taux de **20%** et **33.3%.** Ceci veut dire que la fréquence de consultation influence significativement la prise du bactrim (P Value=0.0016)

Chapitre Cinquième : Discussions et Commentaires

Les résultats présentés dans le présent travail sont issus d'une étude rétrospective menée sur une population de 95 enfants de moins de 21 mois, nés des mères séropositives au sein des quatre formations sanitaires (FOSA) de la zone de rayonnement de l'hôpital de district de Murunda. Ces FOSA sont : le centre de santé KIVUMU, le centre de santé de KAYOVE, le centre de santé de CONGO-NIL, et le dispensaire de MURUNDA où se font les services de PMTCT de prise en charge des personnes vivant avec le VIH.

Nos discussions et commentaires sont essentiellement basés sur les éléments du protocole national sur la prise en charge des personnes vivant avec le VIH, des réponses données par les prestataires des soins au sein des sites de collectes des données et quelques données des autres littératures.

5.1. La prévention de la transmission du VIH de la mère à l'enfant pendant la grossesse et lors de l'accouchement.

5.1.1 Evaluation du stade clinique et du taux des CD4 maternels pendant la grossesse.

D'après les résultats de notre étude, il a été prouvé que les femmes séropositives enceintes au sein de ces quatre FOSA ne sont pas bien suivies pendant la grossesse car 62 sur 95 femmes séropositives soit 65% n'avaient pas leur taux de CD4 connu pendant la grossesse et que 42 parmi elles soit 45% ont accouché sans être classées au stade clinique. Fig.3 et 4

Cependant, l'OMS et le protocole national proposent la stadification clinique systématique et le dosage des CD4 des femmes séropositives enceintes ce qui influence la prise en charge adéquate de ce couple mère-enfant. En effet, il est conseillé faire le dosage des CD4 le plus vite possible et établir le stade clinique que pour une femme séropositive, enceinte de moins de 34semaines car en d'éligibilité (Stade IV ou < 350 CD4/mm3 sans considérer le stade clinique) elle doit débuter le plus vite possible la trithérapie (à continuer après l'accouchement) [6,11]. Le risque de TME est alors accru pour les enfants à naître de ces grossesses non bien suivies.

5.1.2 Sur l'usage des antirétroviraux pendant la grossesse dans le but de réduire le taux de TME

Les résultats de notre étude ont montre que pour 95 femmes séropositives entrant dans notre étude, 73 soit 77% ont pris les ARVs avant l'accouchement ce qui est quand même un taux élevé. Fig.5

Selon le régime ARV suivi comme protocole de PTME, pour 95 femmes concernées 71% ont pris la Névirapine dose unique au début du travail, 6% ont pris la trithérapie, alors que 23% n'ont rien pris.

On voit que parmi 73 femmes ayant pris les ARVs, 67 soit 92% ont suivi le protocole de Névirapine dose unique au début du travail alors que 6 femmes soit 8 % ont suivi le protocole de la trithérapie.Fig.6

Il a été difficile de préciser si celles qui ont pris la trithérapie l'avaient débutée avant ou pendant la grossesse. Or le protocole national [6] l'OMS [11] et John G. Bartlett, M.D.and Joel E. Gallant, M.D., M.P.H. dans leur livre Medical Management of HIV infection, 2003[13] proposent, pour la femme ne rentre pas dans les critères d'initiation,le régime AZT 2fois 300mg/J dès la 28ème semaine de grossesse ou le plus tôt possible jusqu'au début du travail et une dose unique de NVP 200mg comprimé en début de travail et la trithérapie à base de AZT-3TC-NVP ou 4DT-3TC-NVP selon le cas pour les femmes éligibles aux ARVs ou de plus de 34 semaines de grossesse.

Le tableau 6 montre une relation entre le lieu d'accouchement et la prévention aux ARVs pris par la mère. La plupart (16 sur 22 soit 72.73%) des mères séropositives qui n'ont pas pris les ARVs avaient accouché à domicile et 54 sur 73 soit 73.97% des mères séropositives qui ont pris des ARVs préventifs avaient accouché à la FOSA. (P-Value 0.000)

5.1.3 Sur l'usage des antirétroviraux chez le nouveau- né dans le but de réduire le taux de TME

Sur un total de 95 enfants inclus dans notre étude, 67 soit 71%ont pris les ARVs mais 28 soit 29% n'ont rien pris comme antirétroviraux de prévention restant ainsi exposes au grand risque de TME.Fig.8

La même figure montre que parmi ces 67 enfants aucun n'a pris le régime proposé par le nouveau protocole national qui préconise de donner à tout bébé né d'une mère séropositive (endéans 72 heures) une dose unique de NVP 2mg/kg associée à l'AZT sirop 2fois 4mg /kg/J pendant un mois. [6]

Donc, tous les 67 bébés soit 100% qui ont pris les ARVs à la naissance, ont pris la Névirapine sirop dose unique, 2mg/kg endéans 72H après la naissance.

Le tableau 7 montre une relation entre le lieu d'accouchement et la prévention aux ARVs pris par le bébé. La plupart (25 sur 28 soit 89.3%) des enfants n'ayant pas pris de NVP étaient nés à domicile et 57 sur 67 soit 85.07% des enfants ayant pris la NVP préventifs étaient nés à la FOSA (P-Value 0.000).

5.1.4 Sur le lieu et le mode d'accouchement

Comme le montrent les résultats des tableaux 4 et 5, la majorité des femmes séropositives accouchent dans les formations sanitaires (60 sur 95 soit 63,16% ayant accouché à la FOSA contre 36,84% qui ont accouché à domicile.

Les accouchements eutociques sont les plus fréquents chez les femmes séropositives étudiées (84 sur 95 soit 88.42%), les césariennes et les autres dystocies représentant respectivement 7.37% et 4.21% des modes d'accouchement. Les césariennes faites étaient d'indication autre que la prévention de la transmission du VIH de la mère à l'enfant alors qu'elles constituent, dans certains pays, un moyen parmi d'autres de réduire la transmission du VIH au nouveau-né [10, 21,26].

5.1.5   A propos du mode d'alimentation du nourrisson et le sevrage

Comme le soulignent Alice Desclaux et Claude Raynaux dans leur ouvrage **Le dépistage VIH et conseil en Afrique au sud du Sahara. Aspects médicaux et sociaux ;**le mode d'alimentation de l'enfant né ,une mère séropsitive devrait faire l'objet d'un choix de la mère qui pèserait le pour et le contre des deux options possibles:problème d'infection par le VIH vers l'enfant si elle allaite et problème de malnutrition,financier et l'absence des anticorps du lait maternelsi elle choisit l'allaitement artificiel [1] .

Au terme de notre étude, il a été démontré que la plupart des meres seropositives de la zone de notre etude choisissent l'allaitement maternel exclusif.

Pour 64 enfants ayant l'âge de sevrage (6 mois et plus) ,46 soit 72% ont suivi l'allaitement maternel exclusif, 16 soit 25% ont suivi la nutrition mixte, seuls 2 soit 3% ont suivi l'allaitement artificiel. Fig.10

Ainsi 25% de ces enfants courent un risque double de la TME car ayant suivi l'alimentation mixte.

La pauvreté s'avère la première raison du choix de l'allaitement maternel exclusif et nutrition mixte. Ceci a été prouvé par Jacqui Wise, Breast feeding safer than mixed feeding for babies of HIV mothers, British Medical Journal. 2001 March 3; 322(7285): 511. [36].

Concernant le sevrage, parmi 64 enfants ayant l'age du sevrage (plus de 6 mois), 2 étaient sous allaitement artificiel, 62 suivaient ou avaient suivi la nutrition mixte ou l'allaitement maternel exclusif.

Parmi ces 62 enfants, 20 soit 32.25% avaient été sevrés avant ou à 6mois, 19 soit 30.60% avaient été sevrés après l'âge de 6 mois alors que 23 soit 37.15% étaient toujours au lait maternel.

Parmi 46 enfants sous AME, 19 soit 41,30% ont été sevrés avant ou à six mois, 16 soit 34,80% à plus de six mois et 11 soit 23,90% étaient toujours au sein maternel.

La grande partie des enfants sous nutrition mixte poursuit cette alimentation au delà de 6 mois (12 sur 16 soit 85,50%.).Ces résultats montrent que le sevrage idéal à six mois, bien que pratiqué dans cette zone d'étude, n'est pas encore bien compris et intégré dans la majorité des cas car 58.70% non sevrés à six mois.

5.2. La prophylaxie au Bactrim

Le Bactrim étant indiqué à tout enfant né d'une mère séropositive depuis l'age de six semaines [6], les résultats de notre étude laissent voir que tous les 95 enfants suivis avaient plus de 6 semaines (donc à l'age du début du Bactrim) et que parmi eux, seuls 14 soit 15% l'avaient correctement débuté à 6 semaines, 42 soit 44% avaient débuté le Bactrim après l'age de 6 semaines et 39 soit 41% n'avaient pas encore débuté le Bactrim prophylactique.Fig.15

D'après les informations reçues des prestataires des soins de PMTCT,la dose donnée est de 25mg de Trimétoprim et 5mg de Sulfaméthoxazole /kg 1X /J (6,13).

Contrairement à ce que l'on pourrait croire, la prise des ARVs par le bébé à la naissance n'influence pas la prophylaxie au Bactrim. On voit que 64.30% (contre 35.70%) des enfants n'ayant pas pris la NVP ont pourtant pris le Bactrim alors qu'il n'y a pas de différence significative (56.70% contre 43.30%) entre ceux qui ont pris la NVP vis-à-vis de la prise ou non du Bactrim. (P Value=0.0475).Tableau 8

Au contraire, une relation entre la fréquence des consultations et la prise du Bactrim a été prouvée par notre étude.

Les enfants ayant des rendez-vous réguliers mensuels prennent du Bactrim prophylactique à raison de 44 sur 57 soit 77.20%

Alors que ceux qui viennent chaque trimestre ou irrégulièrement le prennent à u n taux de respectivement de 20% et 33.3%.(P Value=0.0016).Tableau 9

Il est, par là, clair que le respect des rendez-vous mensuels proposés par le nouveau protocole national pour tout enfant de moins de six mois contribuerait à une meilleure prise en charge de ces enfants nés des mères séropositives. (6)

5.3. Sur le suivi clinique, biologique et la démarche diagnostique

Le principe de mener de paire un suivi clinique et biologique par un agent compétent chez tout enfant né d'une mère séropositive mérite une attention dans la meilleure prise en charge de ces enfants.

Chaque mois, propose le protocole national, chaque enfant de moins de six mois né d'une mère séropositive doit être revu en consultation pour l'évaluation de son état clinique le dosage des CD4 doit se faire chaque mois.

Pour ces enfants, il est recommandé de faire une sérologie à 9 et 18 mois (3 mois après l'arrêt de l'allaitement) pour exclure ou confirmer l'infection au VIH (1,6) .

Les resultats de notre étude montre que le suivi des enfants nés des mères séropositives est assuré, dans 74 sur 95 cas, soit **78%** par l'Infirmier seul, 20 sur 95 soit 21% par le Médecin et l'Infirmier alors que 1 soit 1 % avait été vu par un Médecin seul. Fig.14

Les enfants n'étaient vus par le Médecin que s'ils tombaient malades ou quand ils étaient déjà diagnostiqués VIH positifs.

Nos résultats se conforment à ce que déclarent Alice Desclaux et Claude Raynaux dans leur livre que le dépistage des enfants asymptomatiques est rare et qu'il est encore plus rare qu'il soit effectué à la demande des parents (1).

La plupart des enfants qui viennent en consultation chaque mois viennent pour le renouvellement de la prise de Bactrim et non pour le suivi clinique et biologique et leur stade clinique n'a jamais été précisé lors de ces visites.

L'âge de faire la 1ère sérologie étant de 9 mois, la majorité de notre population (57 sur 95 soit 60%) avaient moins de 9mois et pour 38 enfants ayant plus de 9 mois, 23 soit 61% n'avaient pas eu leur test sérologique fait, 13 soit 34% avaient subi le test sérologique à 9mois et 2 soit 5% l'avaient eu à 10 mois.

Pour ce qui est du dosage des CD4, pour un total de 95 enfants, seul 1 soit 1.1% a bénéficié du dosage des CD4 à l'âge 11 mois après que sa sérologie avait était positive à trois mois de sevrage.

Aucune PCR n'a été effectuée dans le but diagnostic chez tous les 95 enfants de notre étude.

Conformément à certaines données de la littérature, il est vrai que tout enfant né d'une mère séropositive est, avant 15 mois lui aussi séropositif et que la réalisation d'un test de dépistage couramment utilisé dans nos pays à moyens limités comme le Rwanda n'apporte pas de certitude mais une suspicion (1,4,6) . Nous avions cru, avant l'étude, que cela serait à la base du non dépistage des enfants à 9 mois dans certaines FOSA mais les prestataires déclarent que les parents ne viennent pas souvent pour faire tester leurs enfants surtout quand ils sont toujours bien portants.

5.4 Vaccination

Presque tous les enfants nés des mères séropositives dans la zone de notre étude suivent le calendrier vaccinal habituel du PEV (93 sur 95 soit 97.89%) Tableau 1

5.4. Mise sous ARV

D'après les résultats de notre étude, aucun enfant parmi ces 95 n'a été mis sous ARVs.

Il a été difficile de savoir si réellement leur état de santé ne l'exigeait pas ou si l'attitude thérapeutique n'était pas correcte. Les antirétroviraux étant toutefois disponibles et gratuits pour tous.

5.5. A propos de l'ancien et le nouveau Protocole

L'applicabilité intégrale du nouveau protocole national d'Août 2005 reste un rêve dans l'hôpital de Murunda. Les prestataires disent qu'ils ne sont pas encore informés de ce changement.

Pour les femmes enceintes dépistes VIH positives en PMTCT, un comprimé de Nevirapine 200mg est donné quelques semaines avant l'accouchement. La femme devant l'avaler au début du travail.

Le dosage des CD4 est systématique non seulement pour les femmes enceintes mais pour tout client dépisté VIH+ même en VCT. Les femmes enceintes chez qui on recommande la trithérapie sont celles rentrant dans les critères d'éligibilité aux ARVs de l'ancien protocole ; c'est-à-dire <200CD4/mm3 quel que soit le stade clinique, stade clinique 4 sans considérer le taux des CD4 et le stade 2 et 3 avec <300CD4/mm3.

Pour le nouveau-né, la dose unique de Nevirapine sirop 2mg/kg endéans 72H endéans la naissance et avec la formation récente sur le suivi des enfants nés des meures séropositives, le Bactrim est donné à tout enfant dès la 6ème semaine de naissance.

Les prestataires au sein de ces FOSA conseillent l'allaitement artificiel en premier lieu puis l'allaitement maternel exclusif de 6 mois suivi du sevrage brusque tout en décourageant la nutrition mixte.

La sérologie chez le nourrisson est systématiquement prévue pour tout enfant né d'une mère séropositive à 9mois et 15 mois mais le plus souvent les enfants sont perdus de vue et reviennent quand l'âge de 9 mois a été dépassé.

Les CD4 sont uniquement dosés au delà de 9 mois et seulement quand le diagnostic de VIH+ a déjà été posé.

Chapitre Sixième : Conclusion   et Recommandations

Conclusion

La prise en charge globale des enfants nés des mères séropositives dans la zone de rayonnement de l'hôpital MURUNDA se fait depuis deux ans.

Sur quinze FOSA que couvre cet hôpital de district, seules quatre sont dotés des services de PMTCT et ARV.

Les femmes séropositives enceintes au sein de ces quatre FOSA ne sont pas bien suivies pendant la grossesse car 62 sur 95 femmes séropositives soit 65% n'avaient pas leur taux de CD4 connu pendant la grossesse et 42 parmi elles   soit 45% ont accouché sans être classées au stade clinique. Fig 3et 4

Même si la plupart des femmes séropositives prennent les ARVs préventifs avant l'accouchement (73 sur 95 soit 77%), le nouveau protocole du TRAC Août 2005 sur la prise en charge des femmes séropositives enceintes n'est pas encore compris et donc, par là, non appliqué.

Le régime antirétroviral préventif suivi reste celui à base de la névirapine.

Pour 95 femmes concernées **71%** ont pris la Névirapine dose unique au début du travail, **6%** ont pris la trithérapie, alors que **23%** n'ont rien pris.

On voit que parmi 73 femmes ayant pris les ARVs, 67 soit **92%** ont suivi le protocole de Névirapine dose unique au début du travail alors que 6 femmes soit 8 % ont suivi le protocole de la trithérapie.Fig.6

Parallèlement,les enfants nés de ces mères séropositives prennent tous la dose unique de nevirapine sirop endeans 72H après la naissance à un taux de **71%**.Aucun enfant parmi les 95 ayant fait partie de notre étude n'a pris le schéma de l'association Névirapine AZT.

54

Le Bactrim prophylactique est indiqué à tout enfant né d'une mère séropositive depuis l'age de six semaines mais notre étude a montré que et que pour 95enfants seuls 14 soit 15% l'avaient correctement débuté à 6 semaines, 42 soit 44% avaient débuté le Bactrim après l'age de 6 semaines et 39 soit 41% n'avaient pas encore débuté le Bactrim prophylactique.Fig.15

Une relation entre la prise du Bactrim et la fréquence des des consultations a été remarquée car les enfants ayant des rendez-vous réguliers mensuels prennent du Bactrim prophylactique à raison de 44 sur 57 soit 77.20% alors que ceux qui viennent chaque trimestre ou irrégulièrement le prennent à u n taux de respectivement de 20% et 33.3%.(P Value=0.0016).Tableau 9

Recommandations

Au terme de notre étude, il est important de formuler quelques recommandations.

- ✓ Prévoir les formations des prestataires œuvrant dans les services de PMTCT et maternité de ces FOSA sur le nouveau protocole national de la prévention de la transmission du VIH de la mère à l'enfant,
- ✓ Mieux éduquer les mères séropositives sur le choix du type d'allaitement,
- ✓ Encourager les mères séropositives à mieux faire le sevrage à 6 mois,
- ✓ Augmenter le nombre de Formations sanitaires dotées des services de PMTCT bien organisés.

BIBLIOGRAPHIE

1. Alice D. et Claude Raynaux
   Le dépistage VIH et conseil en Afrique au sud du Sahara: Aspects médicaux et sociaux , Edition KARTHALA,1997
2. WHO, HIV Epidemiological Surveillance Update for the WHO African Region 2002
3. OMS, TB/VIH, Manuel clinique, Seconde édition 2003
4. OMS, Améliorer l'accès aux traitements antirétroviraux dans les pays à ressources limitées.
5. Recommandations pour une approche de santé publique
   www.who.int/hiv
6. COPOTIN C. et Conceiçao D., Prise en charge des enfants infectés par le VIH en Afrique, Disponible le 20/04/2006 sur http://documentation.org/IMG/htlm/doc-1088
7. TRAC-Rwanda, Guide pour la prise en charge Thérapeutique du VIH, Août 2005
8. Linkages, PHARES PTME Réduire la transmission mère à l'enfant du VIH chez les femmes qui allaitent. Disponible sur
   http://www.aed.org/ghpnpubs/publications/22-spotlight_pmtct_fr.pdf
   le25/04/06
9. FHI/IMPACT RWANDA
   Intégration de la tuberculose dans les services de VIH/SIDA, Guide du Prestataire, Août 2005
10. TRAC-RWANDA,Protocole de prévention de la transmission du virus de l'immunodéficience humaine de la mère a l'enfant au Rwanda
    Disponible sur :
    http://www.tracrwanda.org.rw/reports_pdf/Protocole%20PMTCT,le 25/04/2006
11. WHO. Scaling up antiretroviral therapy in resource-limited settings – 2003 Revision (DRAFT). Geneva: World Health Organization, 2003.
12. OMS, TB/VIH, Manuel clinique, Seconde édition 2003

13. WHO, TB/HIV, A Clinical Manual .1996

14. John G. Bartlett, M.D.and Joel E. Gallant, M.D., M.P.H.

Medical Management of HIV infection, 2003

15. Creek T, Ngashi N, Mogopi L, Smith M, Mahzani L, Shaffer N, et al. Next steps to improve the effectiveness of the prevention of mother-to-child transmission programme in Botswana. Gabarone: UNICEF; 2003.

16. Ministère de la santé : Conseil et Dépistage Volontaire de la Transmission du VIH de la Mère à l'Enfant. Manuel du Prestataire, .Avril 2005

17. FHI/IMPACT Rwanda. Prophylaxie de la Tuberculose et des autres infections opportunistes dans les services de conseil et dépistage volontaire du VIH/SIDA au Rwanda, Août 2003

18. Prophylaxie au Bactrim chez les enfants

http://www.imea.fr/imea-fichiersjoints/FOURNIER2003/M1C38.PDF.

Disponible sur http://www.google.com du 15 Mais 2005

19. WHO. Indicators for assessing breastfeeding practices. WHO=CDD=SER=91.4, 1991.

20. Philippe Gaillard1, Ellen Piwoz and Tim M. M. Farley Collection of standardized information on infant feeding in the context of mother-to-child transmission of HIV In Statistics in Medicine. Med. 2001; 20:3525–3537 (DOI: 10.1002/sim.1092)

21. Iliff PJ, Piwoz EG, Tavengwa NV, Zunguza CD, Marinda ET, Nathoo KJ, et al. Early exclusive breastfeeding reduces the risk of postnatal HIV-1 transmission and increases HIV-free survival. AIDS 2005; 19:699-708.

22. A:\UNICEF - VIH-SIDA - Prevention of mother-to-child transmission of HIV-AIDS.http://www,unicef.org/french/aids/index-1php

23. Ministry of Health, Burkina Faso (MoH/BF). 2000. Direction de la Santé de la Famille. Programme National de Prévention de la Transmission Mère–Enfant du VIH au Burkina Faso.

24. Ministry of Health, Burkina Faso (MoH/BF). 2002. Direction de la Santé' de la

Famille. Directives Nationales pour la mise en œuvre des activités de prévention de la transmission mère–enfant du VIH au Burkina Faso.

25.Cile Chouquet, Sylvia Richardson, Marianne Burgard, Stephane Blanche, Marie-Jeanne Mayaux, Christine Rouzioux and Dominique Costagliola,Timing of human immunodeficiency virus Type 1 (HIV-1) transmission from mother to child: Bayesian estimation using A mixture in Statistics in Medicine 18, 815–833 (1999)

26. MandelbrotL, Le Chenadec J, Berrebi A, Bongain A, BeniNa JL, Delfraissy JF, Blanche S, Mayaux MJ. Perinatal HIV-1 transmission: interaction between zidovudine prophylaxis and mode of delivery in the French Perinatal Cohort. Journal of the American Medical Association 1998; 280(1):55–60.

27.Kind C, Rudin C, SiegristCA, Wyler CA, Biedermann K, Lauper U, Irion O, Schupbach J, Nadal D. Prevention of vertical HIV transmission: additive protective e=ect of elective Cesarean section and zidovudine prophylaxis. Swiss Neonatal HIV Study Group. AIDS 1998; 12(2):205–210.

28. Cooper ER, Charurat M, Burns DN, Blattner W, Ho= R. Trends in antiretroviral therapy and mother-infant transmission of HIV. Journal of Acquired Immune De-ciencySy ndrome 2000; 24:45–47.

29.Embree JE, Njenga S, Datta P, Nagelkerke NJD, NdinyaAchola JO, Mohammed Z, Ramdahin S, Bwayo JJ, Plummer FA. Risk factors for postnatal mother-child transmission of HIV-1. AIDS 2000; 14(16):2535–2541.

30.Doherty T, Besser M, Donohue S, Kamoga N, Stoops N, Williamson L, et al. Case study reports on implementation and expansion of the PMTCT programme in the nine provinces of South Africa. Cape Town: Health Systems Trust; 2003.

31.Medley A, Garcia-Moreno C, McGill S, Maman S. Rates, barriers and outcomes of HIV serostatus disclosure among women in developing countries: implications for prevention of mother-to-child transmission programmes. Bull World Health Organ 2004;82:299-307

32.David Wilkinson, Specialist scientist Short course antiretroviral regimens to reduce maternal transmission of HIV May be effective but shouldn't be allowed to strangle research that might help Africans. British Medical Journal 1999 February 20; 318(7182): 479–480.

33. UNAIDS=WHO. AIDS epidemic update: December 2000. UNAIDS=WHO, 2000.

34. Semba RD, Miotti PG, Chiphangwi JD, Saah AJ, Canner JK, Dallabetta GA, et al. Maternal vitamin A deficiency and mother-to-child transmission of HIV-1. Lancet. 1994;343:1593–1597. [PubMed]

35. Dunn DT, Newell ML, Ades AE, Peckham CS. Risk of human immunodeficiency virus type 1 transmission through breast feeding. Lancet. 1992;340:585–588. [PubMed]

36. Lurie P, Wolfe SM. Unethical trials of interventions to reduce perinatal transmission of the human immunodeficiency virus in developing countries. N Engl J Med. 1997; 337:853–856. [PubMed]

37. Jacqui Wise, Breast feeding safer than mixed feeding for babies of HIV mothers, British Medical Journal. 2001 March 3; 322(7285): 511.

38. WHO. Complementary feeding of young children in developing countries: a review of current scienti<c knowledge. WHO=NUT=98.1, 1998.

39. De Cock KM, Fowler MG, Mercier E, de Vincenzi I, Saba J, Ho= E, Alnwick DJ, Rogers M, Sha=er N.

40. Prevention of mother-to-child HIV transmission in resource-poor countries — Translating research into policy and practice. Journal of the American Medical Association 2000; 283(9):1175 –1182.

41. Smith MM, Kuhn L. Exclusive breast-feeding: Does it have the potential to reduce breast-feeding transmission of HIV-1? Nutrition Reviews 2000; 58(11):333–340.

42. WHO. Breastfeeding and replacement feeding practices in the context of mother-to-child transmission of HIV:an assessment tool for research and programs. 2001, http:==www.who.int=reproductive-health=.

43. WHO. International Code of Marketing of Breast-milk Substitutes. 1981, http:==www.who.int=nut=documents=code english.pdf.

44. WHO=UNICEF=UNAIDS. HIV and InfantFeeding: guidelines for decision makers. WHO=FRH=NUT=CHD=98.1, 1998.

45. WHO. Breastfeeding counselling: a training course. Geneva, WHO=UNICEF, 1993 WHO=CDR=93.3, 4, 5 and 6, 1993.

46. National Department of Health.

Protocol for providing a comprehensive package of care for the prevention of mother to child transmission of HIV (PMTCT) in South Africa. Pretoria: National Department of Health; 2001

47. Jack Insley, A Paediatric Vade-Mecum.Twelth. p176 decourager l'allatement maternel

48. Lallemant M, Jourdain G, LeCoeur S, Kim S, Koetsawang S, Comeau AM, Phoolcharoen W, Essex M, McIntosh

49. K, Vithayasai V. A trial of shortened zidovudine regimens to prevent mother-to-child transmission of human immunode<ciency virus type 1. New England Journal of Medicine 2000; 343(14):982–991.

50. Larousse Médical.

51. Bourrillon, Pédiatrie, 3ème édition p364)

52. Richardson B, John G, Hughes J, Nduati R, Mbori Ngacha D, Kreiss J. Breast milk infectivity of HIV-1 infected mothers. 13th International AIDS Conference 2000, Durban, South Africa.

53. Stringer JS, Sinkala M, Stout JP, Goldenberg RL, Acosta EP, Chapman V, et al. Comparison of two strategies for administering nevirapine to prevent perinatal HIV transmission in high-prevalence, resource-poor settings. J AIDS 2003; 32:506-13.

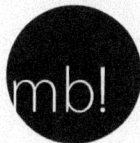

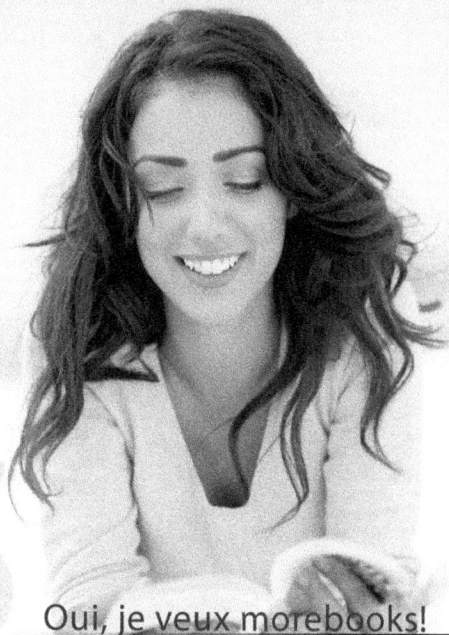

www.ingramcontent.com/pod-product-compliance
Lightning Source LLC
Chambersburg PA
CBHW021608210326
41599CB00010B/654